医务人员科普创作
手册

叶 依 / 著

中国人口与健康出版社
China Population and Health Publishing House
全国百佳图书出版单位

图书在版编目（CIP）数据

医务人员科普创作手册 / 叶依著 . -- 北京：中国
人口与健康出版社，2024. 6. --ISBN 978-7-5101-9977-
6

Ⅰ . R-49

中国国家版本馆 CIP 数据核字第 2024HV2924 号

医务人员科普创作手册
YIWU RENYUAN KEPU CHUANGZUO SHOUCE

叶 依 著

策 划 编 辑	刘继娟	
责 任 编 辑	刘继娟	
装 帧 设 计	华兴嘉誉	
责 任 印 制	林 鑫 任伟英	
出 版 发 行	中国人口与健康出版社	
印 刷	北京朝阳印刷厂有限责任公司	
开 本	710毫米 × 1000 毫米 1/16	
印 张	9.25	
字 数	95 千字	
版 次	2024 年 6 月第 1 版	
印 次	2024 年 6 月第 1 次印刷	
书 号	ISBN 978-7-5101-9977-6	
定 价	48.00 元	

电 子 信 箱	rkcbs@126.com
总编室电话	（010）83519392
发行部电话	（010）83510481
传 真	（010）83538190
地 址	北京市西城区广安门南街 80 号中加大厦
邮 政 编 码	100054

做好科普宣讲
写好科普新书

钟南山
2024.4.20

序

在曾经的记者生涯中，我亲历过医护人员在生死一线抢救患者的危急时刻；看见过医生为了让患者家属安心，不得不先"收红包"，待完成手术后再归还；遇到过外科医生经过 10 多个小时的手术后，累瘫在电梯间的感人时刻；陪诊过连续出诊 6 个小时看 80 多个患者的医生；目睹过在一个小时之内只看了一位患者，5 个小时出诊只看 10 个号的大专家的风采……

在中国，医生常常是患者和家属的希望，无论昨天还是今天。"有时去治愈，常常去帮助，总是去安慰"的医学理念，对于纯朴的中国人，有的不能接受"治愈是有时的"这样的客观现实。医患是一对矛盾体，但真真切切的，从来都是生死与共，医生从来不会停止救死扶伤。

医患矛盾是复杂的，无法简单地归结为医生或患者任何一方。在复杂的问题中，有一条最为简单，也至关重要，那就是许多时候患者最急于问医生："我得的是什么病？"而且患者不仅要知其然，还要知其所以然，也就是其病情的产生、发展及结果。每到此时，医生一句句耐心的答疑解惑，给予患者的都是润物无声的安慰与共情，医生需要将高深的医学专业术语转化成老百姓能听得懂的通俗话语，使患者和家属能够尽快了解病情。

由此，我们可以看到，医学科普在其中起到举足轻重的作用。

习总书记将科学研究和科学普及比作鸟之双翼、车之双轮，不可或缺、不可偏废。对科普的功能做了精准的概括。所以，科研与科普并重，一个上接云天，一个下扎大地。

中国科学院院士韩济生认为，从本质上来说，医学科普是连接医生和公众的有力桥梁，是助力于公众健康素养的有力抓手。

我有幸在不同场合为医务工作者做了几次科普创作的宣讲，从中深刻感受到大家对科普创作方法的热切需求。因此，特将自己多年来的医务健康科普采写心得体会匆就此册，不妥之处，敬请指正。

在这里，我想表达一下对各位师长、专家和医务工作者想说的话——

您是否在患者离开门诊之际，常会感到言犹未尽；您是否在下班之后，会不禁回想，是否还有事情没有做完；您是否会常常牵挂患者……如果您是这样的医生，那么您不用再为科普创作而犯愁，因为您就是一位科普医生，科普从来都是温暖的。您的爱，是最好的科普，科普不仅是写出了什么，更是表达了什么。

谨此，向阅读此书的您，致以深深的敬意，并表达感谢！

叶　依

2024.6.18 北京

目 录
CONTENTS

第一章
医学科普的强大功能

一 医学科普让每一个读者像医生一样关心自己的身体健康

我们常说，每个人都是自己健康的第一责任人，那么这个"第一责任人"应该是了解医学常识的人，否则就无从担负"第一责任人"的称号。

1.如果意外落水的人会游泳

科普的强大功能，就是可以让大家慢慢地以近似医生的角度去看待自己的身体。作为医务人员，如果您站在患者的角度做科普，那么读者就有望成为以医生的视角看待自己身体的责任人。

当我们的身体出现问题时，这样的"第一责任人"就可以进行一些简单判断及基本处理，而不只是依赖他人。

这，应该是实现"全民健康"目标的关键一步。

医学科普的功能之所以强大，就在于再能干的医生，一天门诊能医治的患者人数也是有限的，但一篇科普文章、一条科普视频，却能被十万、百万，甚至千万的人看到并广泛传播，从而能让更多的人受益。对于突然患病的人来说，这就好比意外落水的人如果事先就会游泳，那么他保住自己性命的概率远比不会游泳、只能等待救援的人要大得多。

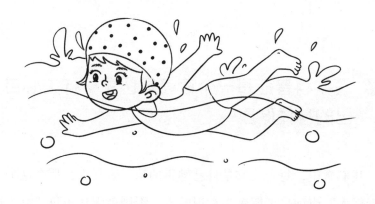

因此，医务人员应该做医学科普，这就是所谓的责任和使命担当。

2.医学科普的艰巨任务

我国当前的医学科普任务艰巨，一方面，人口老龄化给社会带来了沉重的医疗负担；另一方面，慢性病年轻化，已是不得不直面的问题。据统计，青少年的慢性病发病率高达14%，在一线城市发病率更高。

2022 年 9 月 23 日，首个针对我国儿童和青少年癌症患病率和卫生服务可及性现状的研究在《柳叶刀》（*The Lancet*）上发表。本研究是在我国国家卫生健康委员会的指导与支持下，由国家儿童医学中心首都医科大学附属北京儿童医院的倪鑫教授带领儿童肿瘤研究团队完成的。该研究的创始人是中国工程院院士张金哲和胡亚美。该项研究首次报告了我国儿童青少年癌症最新患病率的综合数据。结果显示：2018—2020 年，我国共有 121145 名儿童和青少年被诊断为癌症。另外，卫生服务可及性作为健康社会的决定因素之一，在降低我国儿童和青少年癌症患病率中发挥了重要作用。

以前我们总以为高血压是中老年人的"专利"，但事实是，近年来我国儿童高血压的发病率呈增高趋势，学龄前儿童发病率为 2%～4%，学龄儿童为 4%～9%。儿童高血压与成人高血压的患病率、致残率及致死率趋势相似。

青少年肥胖是诱发高血压的关键因素之一。据统计资料显示，我国每 11 个青少年中就有 1 个肥胖者。

由此可见，医学科普等健康教育是全社会的大事，医学健康科普应该成为大众必读的内容。

二 医务人员进行科普创作的必要性

1.医疗的本质：治病，首先看的是人

中国工程院院士钟南山始终强调：医生为患者治病，首先看的是人，其次才是病。这句话道出了多少医务人员的心声。

钟院士认为那些来他门诊就医的老年人，70%是"心病"，于是通过与他们谈话来治"心病"，他也由此得了一个"钟院士话聊也能治病"的美誉。

笔者在钟院士的门诊采访时，就见到几位因为常见病复发而来就诊的老年人，其声称浑身都不舒服。每一次面对这样的患者，钟

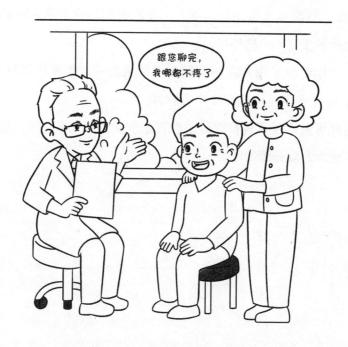

跟您聊完，我哪都不疼了

院士都是静静地听对方把所有要讲出的话讲完，再对他进行触诊。对于这样的老人，钟院士心里是有底的，一些老人会因为和老伴拌了嘴、跟儿女着了急，或因为儿女在外地，几天没来电话等而心情不好，于是老病就开始找碴儿，所以他们就诊时，时常会说"我心口疼，喘不过气来""我胸口闷得很，血压老是升高"……每到这时，钟院士总是会对患者进行一番入情入理的开导，甚至是现身说法。

有一回，一位70多岁的老先生，当他觉得自己跟钟院士聊得差不多了，下意识起身要走，但马上又转过神来："咦，我怎么哪都不疼了？"再量血压，也不高了，他开心地哈哈大笑着走出诊室。

诺贝尔认为，传播知识就是播种幸福。他说，科学研究的进展及日益扩大的领域将唤起我们的希望，而存在于人类身心上的细菌也将逐渐消失。

这个"我们"，就是普通民众。

2. 我国医疗现状：医学科普作品是提高公众健康素养的有力抓手

在临床，患者最急于问医生："我得的是什么病？"但更多时候，患者不是仅知道答案就可以了，而是想"知其所以然"，也就是病情的产生、发展以及结果。

在这时，医生很希望通过自己简单明了的话语给患者答疑解惑，让复杂的医学问题通俗化，使患者和家属能够听得懂，这就是医学科普的必要性。

然而，笔者在采访时多次见过这样的场景，患者蜂拥而至，挤爆诊台，医生的脸煞白煞白的。好在现在门诊的管理规范了很多，患者不至于再围拥医生了。但现实是，大多数医生出诊时间通常是半天，要看几十名患者，这导致医生不得不只是对患者问病并开药，难得对患者进行口头科普，因此医学科普作品创作就显得很有必要了。

一个有效的医学科普作品，是医生走进患者及家属心灵的桥梁，是成为优秀医者不可缺少的阶梯，是让患者走出病痛、延长生命的有力帮助。

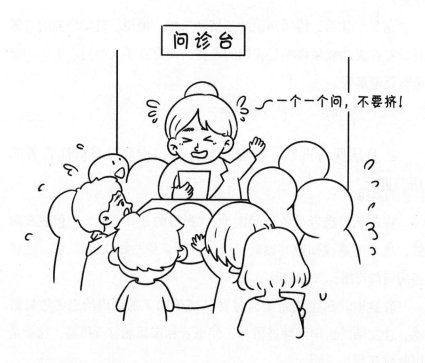

而在临床，医务人员若能对患者就其病情进行娴熟的科普表达，就会让患者对自己的病情了然于胸并减轻压力。

中国科学院院士、我国著名生理学家、中国疼痛医学创始人韩济生教授认为：从本质上来说，医学科普是连接医生和公众的有力桥梁，是助力于提高公众健康素养的有力抓手。他认为，在之前的医生评价体系中，有一个难以回避的问题，那就是医生晋升职称更多时候需要的是科研成果而不是科普成绩。这导致医疗队伍中"重科研"而"轻科普"的风气日盛，广大患者也越来越难有机会接触到临床医生主笔的医学科普。目前国家越来越重视医学科普的作用了，很多医务工作者也加入了医学科普的队伍。

3.我国的医学科普自古有之

有人说，中国目前医学科普的程度、氛围和层次，相比先进国家，至少落后了几十年，这给现代医学理念在国内的传播和发展带来了不良影响。

那么，难道中国从来就没有过良好的医学科普吗？绝不是的。中国传统医学所提出的"上医治未病""药食同源"等，就是医学科普的典范。

在古代，医学科普的传播方式相对有限，主要通过书籍、口耳相传和师徒私人传承等方式进行传播。

书籍传播：《黄帝内经》《伤寒论》《本草纲目》《肘后备急方》等，成为医学知识的重要载体，这些书籍不仅在医生之间流传，也在更广泛的人群中传播。

口耳相传：在古代，另一种重要的传播方式是口耳相传。这种传播方式主要通过医生之间，医家门客、弟子与道士、儒生等人传播。通过他们的人脉关系，医学知识被传播到各地，并被深入研究与发扬。

师徒私人传承：在古代，医学知识也通过师徒私人传承的方式进行传播。学生们通过跟随老师学习来传承老师的医学知识和技能。这种方式在医学界一直延续至今，对医学知识的传承和发展起到了重要的作用。

总之，这些传播方式都在一定程度上促进了医学知识的普及和传承。

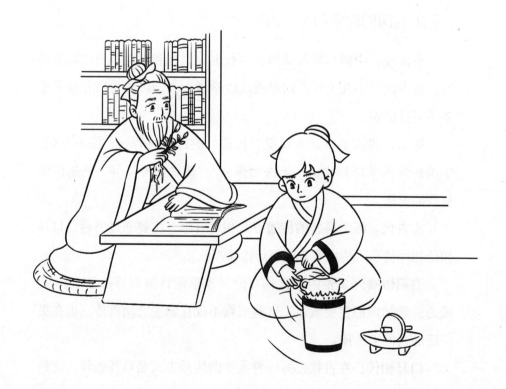

中国人在医学科普方面是有民族底蕴、文化基础的，相信在不久的将来，我们医务人员的医学科普水平一定会普遍而迅速地提高。

本章提示

1. 您觉得医务人员一定要学会医学科普吗，为什么？

2. 科普写作与表达对您的医务工作具体有什么帮助？

第二章

进行医学科普创作，您准备好了吗

一 医学科普创作的条件

首先，医务人员需要具备以下特质。

①专业知识：具备扎实的医学知识和经验，能够在科普创作中准确、客观地传递医学信息。

②写作能力：能够将复杂的医学知识以通俗易懂的方式呈现给读者。

③科学素养：能够识别和判断伪科学，避免在科普创作中传播错误的信息。

④沟通能力：能够与公众有效地交流和互动，提高公众对医学知识的理解和接受程度。

⑤责任心：对科普创作的质量和准确性负责，避免误导读者。

⑥关注热点：需要关注社会热点和公众需求，能够选择合适的主题进行科普创作，提高科普作品的实际意义和影响力。

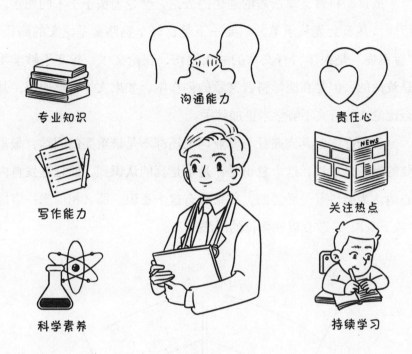

专业知识　沟通能力　责任心

写作能力　关注热点

科学素养　持续学习

⑦持续学习：需要不断学习和更新医学知识，保持对医学领域最新进展的关注，能够在科普创作中提供最新、最准确的医学信息。

二　科普文章创作如何开始

1. 放下身段

医生进行科普创作的敌人是拉高交流门槛的专业词汇，所以，医生要"放下身段"，改变表达方式才能做好科普。

　　或许，科普文章所需的通俗的表达，会令埋头于学术的您难以适应，甚至会无从下笔，只要一下笔，轻车熟路全是论文的路径。"看不懂"是医学科普文章的一大硬伤，在论文中，行文不够学术是致命的，但是在医学科普文章的创作中，如果文笔不够通俗，甚至比论文的行文不够学术更加棘手。

　　怎么办呢？其实路径与专业词汇还都不是最重要的问题，最重要的问题是意识，这个意识是：是不是真的认识到，而且是发自内心地认为做科普是必需的。如果确有这个意识，那么相信您一定能"放下身段"，改变以往熟稔的语法。

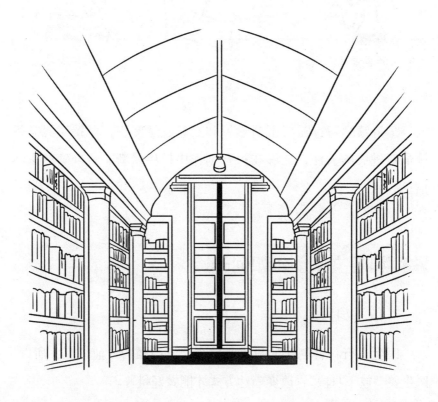

以笔者个人的体会，我从年少开始写诗，最初觉得健康科普这种小文章太市井太俗，啰里啰唆，从"轻敌"到一筹莫展，挣扎了好一段时间，直到后来看到读者的需要、领导的好评，才慢慢找到感觉，走上正轨，觉得这是一项平凡而重要的工作。

同行之间交流，需用专业名词，而且越专业越能够有效提高沟通效率。然而面对大众，他们可能会听不懂，事实就是，科学研究与大众科普完全是两个领域，而且无法用高级和低级来简单划分。

2. 俗语与白话

俗语或者白话，可以帮助改变语境。语境，顾名思义就是语言的环境，是沟通的前提，细分的话有自然语言环境、局部语言环境和自我营造的人工语言环境，其中，自然语言环境是指以该语言为母语的生活环境。想要破除语言壁垒，双方的传达就需要有共同的语言环境，比如方言，有北京话、上海话和广东话等，您见了哪里的人，就讲哪里的话，免得对方听不懂，这就是对"语境"的简单理解。

再比如，我国南北方由于地域环境千差万别，表达用语多有不同。北方人说吃火锅一定要吃"麻酱"，但南方人听到的可能就是吃火锅一定要吃"麻将"。于是，奇怪的问题来了，"麻将"怎么能吃呢？诚然，麻酱与麻将有信息壁垒，那我们换一种表述：吃火锅有很多蘸料，香油、小米椒、干碟都很好吃，但如果你喜欢香浓口感，就一定不能错过芝麻酱。这样是不是清晰明了很多？这个差异，就好比做论文和科普文的区别。

同样，写科普文或跟其他领域的人交流时，我们需要尽量减少术语的使用，如果一定要说，请先用俗语或白话解释清楚术语的含义。

3. 用单句，不用复句

语句上能用单句时，就不用复句，特别是初学科普写作的朋友，一定注意，行文上要避免过多地使用复句，以免增加读者阅读和理解的难度，单句会使语句更加顺畅和亲切自然，易于被读者接受。

尤其对于重点问题，就要注意语句的简单，做到一目了然，而且文字切忌大段落，一定要做到：单句、短句，多用逗号，越是重

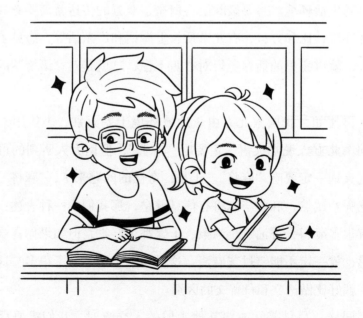

点问题越是要分开自然段，这些都是为了让您表达得更顺畅。

有一个例子举得很好：将"冰箱被我打开，西瓜被我取出，然后西瓜被我吃了"改为"我打开冰箱，（我）取出西瓜，然后（我）把它吃了"，这就通顺很多，可以提升读者的阅读体验。

4. 抓住令读者信任的信息

读科普的人，首先要具有一双懂得辨识的眼睛，也就是说，您的道理，他会做出辨别。这就有点像小动物对生人有所警惕一样，这种且看且辨识的过程，就是决定是否信任作者的过程，它是令作者在行文时有些许忐忑，又是在与读者达到心灵交互之后身心愉悦

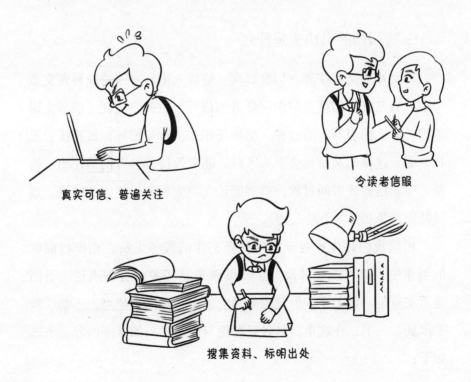

真实可信、普遍关注

令读者信服

搜集资料、标明出处

的过程。作为作者的您，如果能站在读者的视角完成一篇科普文，并且替读者感到有满满的获得感，那么您就能够确知读者信任了您，那一时刻，您是幸福的，因为您得到了难得的信赖。所以进行科普创作要注意如下问题：

（1）切忌引用有争议的人或者事件作为论（依）据，不是不可引用，仅仅是为了使文章更能令读者信服。

（2）您为了行文所采集的事件、数字、人物等，必须是真实可信的，凡是现实发生的受到普遍关注的，都可引用。

（3）采集原始资料时，一定要采集源信息，使用时注明出处，避免版权纠纷，并且引用的信息要真实可信，具有典型性和足够的说服力。

5.写科普的真功夫是什么

写文章要文从字顺，信息真实，鞭辟入里。对于一篇科普文章来说，最见真功的就是对中间环节的描写，也就是论证（摆事实讲道理、旁征博引等）的过程，能环环相扣，步步推导，最后拨云见日，那么这样的文章就会引人入胜，能有效提升读者的信任感。清楚、专业地叙述中间过程，得到能让人产生想象、憧憬的结论，这是特别需要初学者下功夫的。

相信我们每位投身于医学科普创作的医务人员，在即将面临的创作中，都可能会涉及与生命健康息息相关的各种表述。下面这篇文章是一篇美文，但笔者感到它的美中不足很典型，不禁"吹毛求疵"一下，在这里，笔者只评论与健康相关的文字内容，节选如下：

富氢水

1. 富氢水与自由基

富氢水中氢气进入人体可快速清除恶性自由基，阻止自由基破坏细胞，并利用氢分子的氧化还原作用与恶性自由基相结合，结合后变为无毒无害的水排出体外，能够很好地促进新陈代谢。

文中介绍的第一个功效可谓言简意赅，将本属于科学的术语讲述得通俗易懂。

2. 富氢水与高血压

活性氢水中所含有的氢素电子，可以防止不饱和脂肪酸与活性氧相结合生成过氧化脂质不饱和脂肪酸，令高血压病得到改善。

第二个功效的描述中，"活性氢水"指的是不是前面所讲的富氢水？我们的理解应该是，但是，虽然是个科普文章，但不等于表述上就可以模棱两可，**我们必须警醒：科普不等于可以不严谨**。这种表述上看似瑕疵的问题，是进行科普创作时很多人通常会出现的问题。

3. 富氢水与糖尿病

活性氢水中所含有的氢素电子，可让胰岛及其受容体恢复正常机能，改善糖尿病症状。

仍然是上述问题，"活性氢水"应该有个名词的科普解释。

4. 富氢水与骨关节疾病

小分子团水中的钙离子容易被人体吸收，中和体内的有害酸性物质，而富氢水可降低血尿酸值，从而缓解痛风及其他骨关节疾病。

这段描述看似行云流水，但是也有个问题：小分子团水的功效，富氢水有没有？如果有，"而富氢水"的表述，是不是不完整？

5. 富氢水与肝脏

富氢水可清除乙醇在代谢过程产生的恶性自由基，是一种绝无毒副作用的解酒护肝产品。

这里是不是应该捎带介绍一下，是不是富氢水在饮酒之前便开始饮用，效果会更好还是怎样。

6. 富氢水与记忆力减退

含氢的水能使受活性氧影响而减低的神经细胞的繁殖能力恢复，从而抑制记忆力的减退。

这里表述的内容，相信很多人会一目了然，而且会认为很重要，会影响到以后的生活，这就是科学普及的影响力。但是，对富氢水来源的选择是不是应该交代，经过通电获得的富氢水，如果长期饮用，应该注意什么？比如，当科普某农作物的营养时，从理论上来讲即使没有问题，但是对其转基因的程度是否安全等不予思考，对读者不做提示，不考虑是否安全，那么这样的所谓的科普即使再入情入理，也不应该提倡。

7. 富氢水与亚健康

富氢水从根源上补充能量清除人体自由基（抗氧化剂），使人类改善亚健康状态、预防疾病。

8. 富氢水与癌症

活性氢水中含有的活性氢的电子（负离子），可以阻止癌细胞的无限制分裂，使之改变成与普通细胞有同样寿命的细胞。

我认为，凡类似"可以阻止癌细胞的无限制分裂"的描述，应该保守一些，如果没有实验数据、临床试验结果的支持，不能妄下结论，不然可能会遭到读者的质疑。文字是一把刀，一定要注意刀刃的方向，否则本来是一个希望得到积极反馈的科普内容，反而可能收到反效果。

（1）真功夫来自扎实的基本功

何为基本功？基本功就是基本的知识和技能，也就是对医学科普创作基本手法的掌握。

"基础不牢，地动山摇"，在这里，为大家展示一篇基本功非常扎实的科普文章，让我们一起分段赏析这篇典型而又能轻松阅读的中医科普文章。文章来自"大家中医"微信公众号，标题是《湿气反复难除，竟是气虚作祟！这味食材效比黄芪，补气补虚，把湿邪连根拔起》。

首先来说，将如此长的文字作为标题，从来都是写作的大忌，但是这样给公众号文章起标题却也讨巧了，因为读者在第一时间就读懂了文章的主旨，便于耐心阅读如下徐徐而来的描述——

烫脸的风，比容嬷嬷的针还要毒的太阳。

三伏天，总是几家欢喜几家愁。

对于身体虚寒的人来说，热辣的阳光刚好能消融冰冷的种子，是再好不过的冬病夏治黄金期。

不过对于身体又湿又虚的人来说，真心难熬！

这里，我们可以注意到本文的引言错落有致，可以看出，该作者的文字功底非常不错。

作者的行文是一步步导入的，先摆出人们正在经历的酷暑，从人们表面感觉到的"又湿又热"到可能使人致病的"湿气"，从而引出一个"湿"字。

这意味着长夏来了。《临证指南医案》中记载："长夏湿令，暑必兼湿，吸气而受。"

然后顺理成章引出"湿气"对人体的危害——

在这种暑湿的环境下，他们的身体也仿佛被困住一般沉重：头像被湿毛巾裹住一样，头晕、乏力、困倦、没精神；胸闷、心悸、四肢沉重、关节疼痛、容易浮肿；脸上、头上油多，容易出现痘痘、湿疹、头皮屑、口气重；湿气困脾，容易腹部胀满、积食、胃口不好、大便黏腻粘马桶。

摆完现象之后，开始讲原因，这是写科普文章的常见流程。

湿气是怎么来的呢？

先讲了一个外在和内在的因素：长夏暑湿重，阴雨连绵，或者

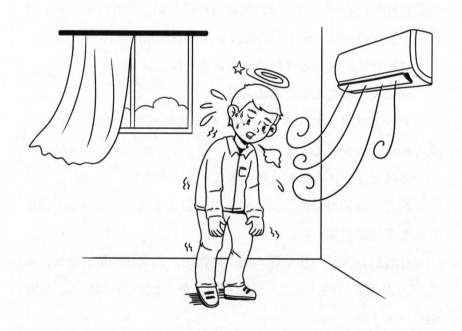

长期生活在海边，都会导致外湿。但你会发现，现代生湿的人要比古代多得多，这就是内湿。

……

接下来他说第一，现代有冰箱；第二，现代有空调；第三，现代人都比较懒，运动少，导致身体气血的运行速度越来越慢，所以湿气重。

为何湿气永远除不尽？

湿气重的你有没有这样一种感觉：人生永远有减不完的肥，永远有祛不完的湿。

……

扪心自问，上面这些习惯你中招了吗？你有改掉吗？

讲完如上道理，作者告知读者需改变如上习惯，保健方法的提示，也是医学科普文章常用的写作格式。

做到这些还不够，很多人还忽视了关键的一步——补气。

先讲出一个事实：

因为高温多雨的气候就像桑拿天一样，人会不自觉地哗哗流汗，汗出得太多，整个人就会变得浑身乏力、发软、无力、懒。

再讲出依据：

中医称之为"气随汗脱"。

然后是慢慢讲道理：

人活一口气，气都跑光了，免疫力自然也会下降。

形象点说，就好比身体里有一台机器，负责将吸收进去的营养物质输送到身体各个部位。

以下做出一个非常恰当的比喻：

　　这台机器就相当于我们的脾胃，将水谷转化为气血。但是如果有一天这台机器淋雨了生锈了，或没好好保养老化了，机器没有动力罢工了，这些物质没有办法转化成营养，就都堆在身体里面变成垃圾。

　　如果只是把垃圾清理出来，治标不治本。所以，最关键的还是修好机器，补足动力。

　　增补脾胃之气更是增强脾胃动力，湿气就更容易排出。

　　如下是自然而然得出的结论，让作为读者的您不会有违和感：

　　这也是你喝了很多祛湿茶，却依然没什么效果的原因。因为只祛湿不补气的话，湿气就容易反反复复的。

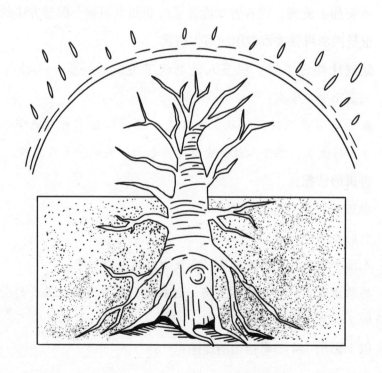

接下来又是医学科普文章常用的表达结构，就是告诉读者祛病或者保健具体的建议。

什么既能化湿祛邪，又能补气补虚呢？那非五指毛桃莫属了。

北方的朋友们，五指毛桃可不是有"五个手指的桃子"，而是它的叶子有五个裂片，长得像手掌形状；而果实成熟后呈带毛的椭圆形，像毛桃，因此被取名为五指毛桃。热衷煲汤的两广地区的朋友，对五指毛桃就再熟悉不过了。广东地区湿热重、瘴气重，所以五指毛桃是常见的煲祛湿汤的材料。

能够指出所建议的方法的出处，是丰富科普文章必不可少的，也是比较见作者真功的，体现的是学问。

它还有两个响当当的名号——"岭南人参"和"南芪"。

同样作为补气药，人参的作用更迅猛，可在较短的时间内大补元气，多用在身体亏损严重、气脱，或急重症人群。

文到此处，所延展的叙述，都体现了作者为本文所做的功课，从而使科普文章更丰富，具有了它该有的样子。

但如果身体没有虚损那么严重的话，人参吃多了是容易上火的。

黄芪的补气力稍温和些，不过还是有些燥性。

五指毛桃的优势在于，它具有与黄芪相似的补气功效，虽不如黄芪补力大，但却没有黄芪的燥性，性味也更温和，更补得进去，尤其适合"虚不受补"的人群食用。

所以，五指毛桃备受中医大家之喜爱。

该文章接下来对于名人典故的引用，更增加了读者对于本篇科普文章的信服，我们在写作类似的科普文章时，不妨借鉴。

同样来自广东地区的国医大师邓铁涛先生擅长用五指毛桃治疗脾虚、湿重、气虚、肝病等问题，甚至挽救了不少危难重症。邓铁涛评价五指毛桃，有益气不伤阴不作火，补而不燥，扶正不碍邪的特点，适合多湿多虚体质，为补虚佳品。

南怀瑾也常用五指毛桃作为健脾补气药。五指毛桃亦可补肺气，对于咳嗽、痰多、气喘等肺系病症的效果也非常出色。而且空调房久坐后感觉筋骨拘紧，更适合用五指毛桃舒筋活络。

文章到这里，已经足够完结了，但是作者又加上了一个有色有味的结尾，使人怡神悦性。毫无疑问，读罢本文，读者会想第一时间去获取一份这样的"五指毛桃"，以解暑湿之气。

五指毛桃还有一个不容忽视的特点——有淡淡的椰奶香味。也有人把五指毛桃形容为"牛奶"，是因为它的根部内蕴含着白色的汁液，可谓中药界的一股清流。而且其色黄入脾，所以能芳香醒脾从而化湿，味道是清润甘甜的，性质温和，适合大多数体质食用。

最后，就是告诉读者如何挑选（中药饮片）。

正因如此，判断五指毛桃的品质优劣，香气很重要。

好的五指毛桃有一股淡淡的椰香味，没有酸且刺鼻的硫黄味。

再看其外观，一般以棕黄色、根须细的为佳，横切面呈现树轮一样的同心环纹。

但单是五指毛桃一味，力量还不太够，所以还要跟茯苓搭档。

之后，作者还告诉读者利水渗湿有茯苓，同样是摆事实讲道理。讲完以上内容，紧随其后的，就是使用方法：如何食用、煲汤以及茶饮。这样的写作架构，常见于中医养生方面的科普文章。

中医养生是中国人家庭日常更容易接触到的，中医相关的科普文章，尤其是关于康复、养生、药食同源等内容，大众更易接受。

（2）真功夫来自多看和多练

多看。作为医务人员，每天上班已经被临床工作搞得头晕脑涨，哪有心情看什么科普？然而情况总是会柳暗花明的，您一旦对医学科普创作有了兴趣，与患者的交流就有了趣味，您的工作会因为科普语言的表达而生趣盎然起来。

多练。"书读百遍，其义自见"，同理，笔耕不辍一定会妙笔生花。

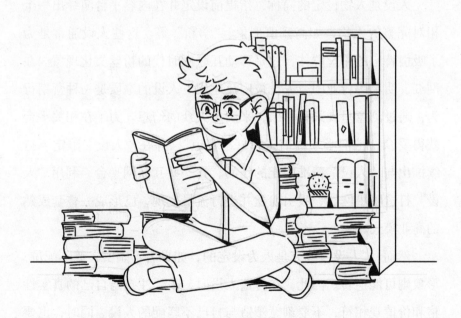

三 做网络传播需要打造人设

我们每一个人都在面对一个严峻的事实：这是一个个人IP的时代，任何个人的影响力都可能大过一个群体，因此打造个人IP是关键，而打造个人IP的重点是立人设。值得警惕的是，精心策划以及技巧，可能使主播立刻走红，但也可能会瞬间降温，这是为什么呢？

1.什么是人设

人设是人物设定的简称，指提前设定并在内容平台演绎出一个相对完整的人物，如高颜值形象、"学霸"等。这些人设通常是为了吸引特定的粉丝群体，这是移动互联网时代的粉丝文化现象。在网红、明星等行业中，人设被广泛运用。人设的本质是一种营销行为，通过刻意呈现某种形象，来满足大众的幻想。为了在相关平台获得受众，他们必须提前选择好"赛道"，并在"人设"限定下持续推出与"人设"精准匹配的作品。在一些互联网平台，利用"人设"打造明星网红、吸引粉丝并进行流量变现，已形成一整套成熟的商业模式。

然而，"人设"终究是人为设定的，如果名不副实、德不配位，形象则可能逆转。因此，在打造人设时，需要注意与自己的真实性格和价值观相符，不要刻意塑造与自己不匹配的人设。同时，也要根据时间和粉丝需求的变化不断优化和调整人设，以保持新鲜感和吸引力。

2.医务工作者如何立人设

只有当"立人设"立的是思想、观点、个人公信力，并且能为受众解决问题、对粉丝投入大量的真情实感、心对心交流时，这样的"人设"才立得住，胜于任何形式上的技巧。

只有当获得受众认同，给大家带来价值的时候，商业价值才会顺势而来，相反，如果从一开始立"人设"的时候，就把设计商业思路摆在第一位，那就走上了相反的道路。

医学工作永远不可能以经济效益为第一追求，否则就会天昏地暗，只有将为广大人民群众解决痛苦、救死扶伤作为神圣宗旨，才是人间正道。

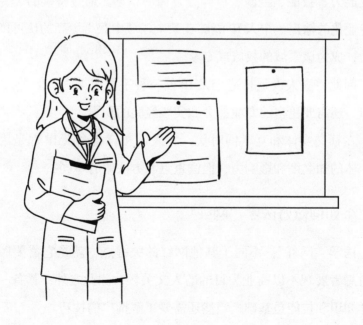

3. 立人设与打造个人IP

立人设和打造个人IP有一定的关联，但它们不完全等同。

立人设主要是通过设定和塑造某种形象或标签，来吸引目标受众的关注，以增加知名度和影响力。这种形象或标签可以是基于个人的性格、技能、兴趣爱好、价值观等方面的特点，也可以是虚构或夸大的角色设定。立人设，可以让人们更容易记住和辨认某个个体，并在社交媒体、内容创作、品牌营销等领域中获得更多关注和互动。

而打造个人IP，则更注重在某个领域或行业内建立自己的专业声誉和个人品牌。个人IP不仅是立人设的外在表现，还包括个体在专业能力、技能、经验、口碑等方面的积累。通过持续的、专注的和专业化的输出，个人IP能够在某个领域中获得更高的认可度和影响力，成为该领域的权威或专家。

因此，立人设是打造个人IP的一种手段或策略，但个人IP的打造，还需要更多的专业能力和实践经验的积累。

在社交媒体和互联网时代，立人设和打造个人IP都是为了提升个体的知名度和影响力，但侧重点和方法略有不同。

4. 如何做好医学"网红"

医学"网红"，不同于其他网红的关键点，就是它需要医务人员对患者展现不以商业为目的的人文关怀，除此之外，具备一定的医学知识和技能是基础，当然还需要了解推广的技巧。

（1）建立个人品牌：在成为医学"网红"之前，您需要明确自

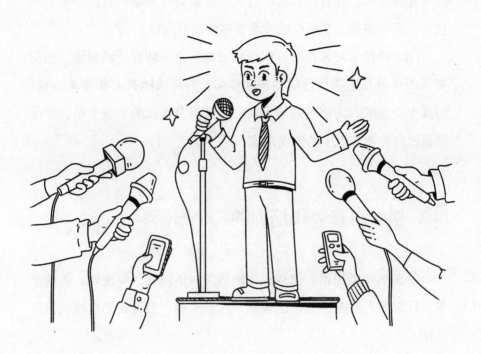

己的专业领域和定位，并选择适合自己的平台建立个人品牌。您可以在社交媒体上展示自己的专业知识和技能，通过分享医学知识、病例故事、健康生活等方式吸引关注者的兴趣。

与关注者保持良好的互动关系，是重中之重，是成为医学"网红"的关键。您需要积极回复评论和私信，这样可以增加关注者的忠诚度，并吸引更多的新关注者。

（2）创造有趣的内容：创造有趣、有启发性的内容是吸引关注者的关键。您也可以结合热点话题和流行趋势推出内容。

（3）合作与推广：与其他网红合作，互相推广，可以扩大自己的影响力。此外，您还可以通过参加线下活动、接受媒体采访等方式增加曝光度。在合作和推广过程中，需要注意维护自己的形象和信誉，不要发布不实信息或涉及敏感话题的内容。

（4）持续学习和提升：医疗领域是一个不断发展的领域，您需要不断学习和更新自己的知识和技能。您可以通过参加学术会议、阅读专业文献、进修培训等方式，不断提升自己的专业水平，并保持自己在行业知识中的领先地位。

四 医学科普创作培训的几个方面

①医学基础知识：包括人体解剖学、生理学、病理学、药理学等，让医务人员能够更好地理解人体和疾病，为科普创作提供科学依据。

②科普创作技巧：包括如何编写科普文章、制作科普视频、提高演讲能力等，让医务人员能够更好地将医学知识转化为通俗易懂的语言，为公众传播医学知识。

③社交媒体与网络营销技巧：为了让医务人员更好地利用社交媒体和网络平台进行医学科普宣传和推广，需要学习相关的网络营销技巧和社交媒体使用方法。

④法律与伦理规范：医务人员需要了解相关的法律和伦理规范，从而能够在科普创作中遵守规定，确保科普内容的合法性和规范性。

⑤培训形式可以采用线上和线下相结合的方式，包括课程讲座、案例分析、小组讨论、角色扮演等多种形式，以增强医务人员

的参与度和互动性。同时，还可以邀请有经验的科普作家或媒体人士分享经验和技巧，以提高医务人员的科普创作水平。

本章提示

1. 您觉得怎样做医学科普直播才能赢得关注，为什么？

2. 您认为写出好的医学科普作品的先决条件是什么？

第三章

医学科普创作的认知

一 医学科普文章文体的特点

1.医学科普文章的文字属性

好的作品可以打开一个新知世界。我认为医学科普或者叫作医学健康科普文章的文字具有以下属性。

（1）平铺直叙

说明文的平铺直叙属性，如医院科室门诊大厅的就诊须知、各种药品的服用说明书等。

（2）冷峻分析

论文的冷峻分析属性：论点、论据及论证过程。就一个事件主题，旁征博引，最后得出结论。如"癌症患者不做放化疗的后果严重"这种主题，作者需摆事实讲道理，达到以理服人的效果。

（3）有温度

医学科普文章要有恰如其分的温暖的文学属性，因为医学科普，说白了是人文情怀、生命护佑，一定少不了入情入理、娓娓道来、润物无声。比如，笔者曾报道过一则关于初秋儿童在儿童医院消化科门诊就诊的新闻，开篇是：忽然一阵秋风凉，拉肚小儿排成行。

医学科普作品的阅读对象是普通大众和患者，所以需要作者有代入感，需要作者对患者感同身受。比如，笔者曾经给中国人民解放军总医院"301医院"耳鼻喉科耳石症门诊写过一篇报道——《扶正耳内的小石头》。

我们知道，耳石症患者是非常痛苦的，一发病少则几个小时，多则几天，甚至半年。因此这样的文章除了介绍疾病的病因病理，还要理解患者痛苦的状态，着重介绍治疗和康复的方法。

主治医师给我讲了他治疗的"独门绝技"：按摩、背胯摇动等，但这些动作对于已经痛苦不堪的患者来说，其实是不容易被接受的，因此在文章中，必须严肃地告诉患者需要配合医生治疗动作的每一步，以及做到位之后会达到的效果，让患者在希望中忍住痛苦，这样随着治疗的推进，患者的病情才能逐渐好转。这样的文章，作为写作者，写作之前要尽可能替患者确认主治医生的治疗方法是有效的。

这篇文章在人民日报头版刊登了之后，301医院耳石症门诊的接待量从最初每天只有五六个患者，一下子增加到五六十个，医生告诉我，新疆的、甘肃的、云南的患者都慕名而来了。

再比如，301医院肝胆中心，最早笔者采访的时候叫肝胆科，最初门诊患者每天只有十个左右，后来笔者采访他们并写了题为"肝胆相照，一对好兄弟"的文章并发表。将医学术语的病因病理

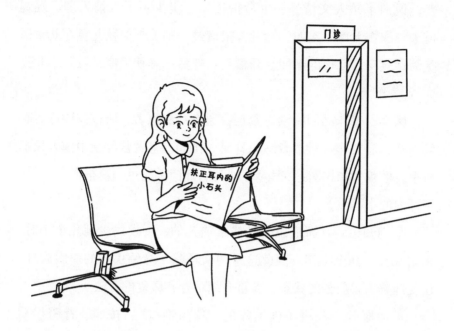

用白话讲明白，尤其是告诉患者，这个科的医生有能让患者减少痛苦的精湛医术，当然还少不了康复方式的介绍，301医院肝胆科当时的主任告诉笔者："天哪，一上午来了这么多患者，六七十个，好多患者是拿着报纸来的，上面是你写的这篇文章。"

2.医学科普文章到底有没有文体的定论?

（1）关于文体

到目前为止，似乎并没有关于医学科普或者其他科普文章，到底应该采用什么文体的相关定论？它是记叙文？不全是，是文学作品？也不完全是，当然更不能归为科研报告或论文。然而，我认为科普文章正是如上这些元素的集合体。

（2）三性

医学科普文章承载着医学普及的重任，它就应该严格具有如下特质。

科学性。

科普文章有别于其他类型文章的重要特点之一就是具有科学性，这是科普文章的生命。它要求选题科学、研究方法正确、论据确凿、论证合理以及文字简洁准确。

我认为文字简洁也非常重要，因为如果科普文章缺少干货，不能简洁明了直奔主题，很快就会被读者扔掉；文字准确也是重要的，时间、剂量、名称，甚至一个逗号或者句号，都关乎文章的生命。

创造性。

创作者对科普文章的选题要有自己的发现和见解，而且对读者的生产生活等有一定的实际意义。

我认为创造性就是给读者展现一个全新的视角、理念或方法。科普平凡，但并不普通，任何没有创意的人云亦云，都不会成为好科普。

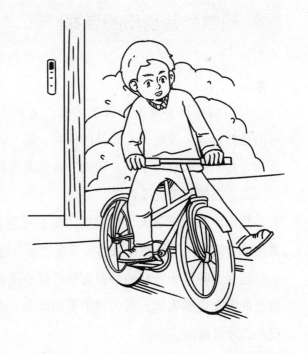

实践性。

科普文章选题最好是在科学探索活动中发现的；支持主要观点的论据最好是通过观察、考察、实验等研究手段获得的，需有实践依据，不能凭空捏造、猜测、请人代办。实践性是作者自己已知理论或方法的可操作性，向读者以简单明了的通俗语言进行讲解，并达到使读者真正明了的效果。

医学科普文章是医生连接患者的桥梁，没有这座桥，那么医生和患者可能只能在桥的两端，甚至会各执一词。

我认为，医务人员创作的科普文章可贵、可信、可循之处，就在于它们是医务人员长期与患者辅车相依的经验总结。

二 医学科普创作的自我修炼

1. 写作语言

文采到底重不重要？简单地说，文采就好比菜肴的味道，再好的选材，如果没有锦上添花的佐料，那么，菜肴的味道也会大打折扣，甚至让人难以下咽。同理，再好的题材，如果没有一定的文采，文章也很难吸引读者。

然而医务人员每天工作繁忙，是不是为了写科普文章还得去积累辞藻，读点文学作品什么的？不能说没有这个必要。

但是，我认为，好的科普文章的核心是通俗易懂的、能被普遍接受的大众化的表达，因为再华美的辞藻，也得是能被大众普遍接受的，才是好的。

2. 写作目标

医学科普文章的功能很多，尤其是与患者面对面地沟通，给他们答疑解惑。也就是说，医学科普文章如同与患者面对面聊家常，那么文章写作到什么程度最为适宜呢？我常说的就是，你写完一篇文章后，读给你的爸爸妈妈听，如果他们说听不懂，那么证明你写得还不行。

3. 写作宗旨

什么样的医学科普文章是成功的？那就是写到患者和大众的心坎上，我们常有这样一个说法，叫作：一看就懂，一懂就学，一学就会，一会就用，一用就灵。

（1）一听就明白，一用就受益

中国医师协会医学科学普及分会会长、中国医学科学院肿瘤医院胰胃外科病区主任田艳涛认为：科普工作迎来了大有可为的时代，医学科普工作要顺势而为，努力提升广大科普医师队伍的能力，积极探索新的科普宣传形式，抓好卫生健康日等关键节点，做好日常医学科普工作，将科普与传播相融合，让群众一看就喜欢，一听就明白，一用就受益。

（2）读给身边人

如果你不确定自己讲的东西听众能不能理解，可以随便说给身边的朋友或自己的父母听，看他们能不能听懂，只有当非专业的人也能听懂时，你的科普才是成功的。

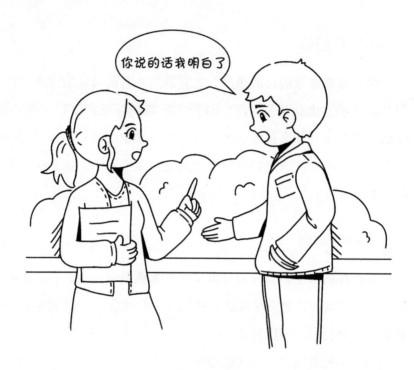

4.写作步骤

医务人员进行医学科普文章的写作，可以遵循以下步骤。

（1）明确主题和受众：在开始写作之前，你需要明确你的目标。你是想提高大众对某种疾病的认知，还是想教育大众如何预防疾病等。明确目标将有助于更好地构建文章的主题和内容。

你还需要确定你的文章将面向的人群，这将影响你语言风格的选择、术语的使用以及事例的选取。

（2）收集资料：查找权威的医学研究资料，确保你的文章内容准确、科学，同时，若能从日常生活中寻找与主题相关的事例，将会使你的文章更具说服力。

（3）撰写初稿：根据你收集的资料和事例撰写文章的初稿，注意尽量使用通俗易懂的语言，避免使用过于专业的术语。

（4）修订和完善：完成初稿后，你需要反复检查文章的内容，确保无误后可以请同事或朋友阅读文章并提出建议。

（5）发布和分享：将文章发布到合适的平台或机构，让更多的人看到你的文章。同时，你可以通过社交媒体等方式分享你的文章，提高文章的传播范围。

5. 写作技巧

医生与患者之间怎样用科普的语言沟通医学问题？医生要用通俗易懂、简洁明了的语言向患者和家属进行医学科普，以帮助他们更好地理解和掌握相关的健康信息和医学知识。因此，写作的技巧可参考以下方式。

（1）用简单易懂的语言解释医学概念和术语：要尽量避免使用过于专业或难以理解的医学术语，用简单易懂的语言解释疾病的原因、症状、治疗方法以及相关医学概念和术语等。

（2）用实例和比喻说明问题：要用实例和比喻来帮助患者和家属更好地理解医学问题。例如，用"像开关一样"来形容某种疾病的发病机制，或者用"像房子一样"来形容人体的器官和系统。

我们平常告诉患者或者读者：不要过劳，不要熬夜，要有好的作息规律，否则会生病，会让常见病加重，但是，有多少人能够听进去呢？针对这样的问题，钟院士在讲座中曾结合自己的身体健康状况做了个比喻：你的身体一直很好的时候，可能不会太在意过劳和熬夜的问题，但是，一旦身体突然出现了状况，那就好比一只碗，磕了一下，碗边上就磕出一个口儿，从那以后，你就会在意了。他边讲边用双手做出一个捧着碗的姿势，并且说："从那以后你就会很注意了，因为这只碗再不能磕碰了，不然就碎了。"

（3）用图表和图片辅助讲解：要会使用图表和图片来辅助讲解，帮助患者和家属更好地理解健康信息和医学知识。例如，用图表展示某种疾病的发病率和死亡率，或者用图片展示人体器官的形

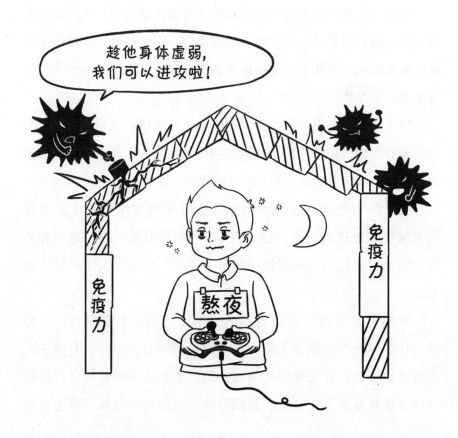

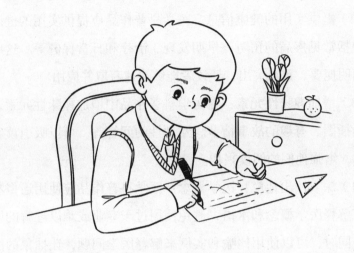

态和结构等。

（4）强调预防和治疗措施：要向患者和家属介绍如何通过改变生活方式、饮食习惯等方式来预防疾病，以及如何正确使用药物和治疗方案来治疗疾病，需要反复强调。

（5）回答问题和解答疑惑：要耐心回答患者和家属的问题，并尽可能地解答他们的疑惑；尊重患者和家属的意见和想法，并根据他们的需求和情况进行个性化的讲解和指导。

6. 提高读者的阅读体验

医学科普作品可以通过以下几种方式提高读者的阅读体验。

（1）创造良好的排版和视觉效果：在排版上，可以选择简洁明了的布局，使用适当的图片和图表，让读者更容易理解和接受。同时，要注意色彩搭配和版面美观，尽可能地给读者带来视觉上的享受。

（2）提供实用的健康信息：医学科普作品应提供实用的健康信息，包括常见疾病的预防、早期发现、治疗和日常保健等。这些信息要简明扼要、重点突出，让读者能够快速获取并应用。

（3）增加趣味性元素：在医学科普作品中增加趣味性元素，如幽默的插图、有趣的故事情节、互动性的问答等，可以吸引读者的注意力，增强他们的阅读兴趣。

（4）深入浅出地解释医学概念：医学科普作品应使用通俗易懂的语言解释医学概念和术语，避免使用过于专业或难以理解的医学术语。同时，可以使用比喻和实例来解释医学问题，让抽象的医学知识变得形象生动。

（5）提供个性化的建议：根据读者的需求和情况，提供个性化的建议和指导，如针对特定疾病的治疗方案、饮食建议、运动指导等，这些建议要基于科学和医学原理，具有针对性和可操作性。

（6）建立良好的作者形象：在医学科普作品中建立良好的作者形象，如专业性、亲和力、互动性等，可以让读者对作者产生更多的信任和认可。同时，可以在作品中分享自己的经验和见解，与读者建立情感联系。

上述措施可以帮助读者更好地理解和接受医学知识，提高他们的阅读兴趣和参与度。

本章提示

1. 您打算用什么样的方式开始医学科普创作，为什么？

2. 您可以根据一句话写出一篇科普文章吗？比如：张某患上了糖尿病。要求500字以上，含有6～7个要素：时间、地点、人物、起因、经过、结果及结论。

第四章
医学科普作品中常见的问题

一 对专业术语不解释

比如，一篇关于慢性阻塞性肺疾病劳力性呼吸困难的文章。

慢阻肺劳力性呼吸困难

劳力性呼吸困难是慢性阻塞性肺疾病（简称慢阻肺）患者最常见的症状，导致患者活动受限、生活质量降低及病死率增加。美国初级保健机构的数据显示，45%的慢阻肺患者存在呼吸困难，20%的患者存在中重度呼吸困难。英国初级保健机构的数据显示，即便接受了双支扩吸入剂治疗，仍有47%的慢阻肺患者存在中重度呼吸困难。

动态过度充气、气体交换异常、呼吸中枢驱动增强及骨骼肌功能障碍等与劳力性呼吸困难的发生和感知相关。对劳力性呼吸困难发生机制的确认理解，有助于对慢阻肺患者进行个性化准确评估，并制定个性化的治疗方案。本文就慢阻肺劳力性呼吸困难的主要发

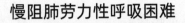

慢阻肺劳力性呼吸困难

劳力性呼吸困难是慢性阻塞性肺疾病（简称慢阻肺）患者最常见的症状，导致患者活动受限、生活质量降低及病死率增加。美国初级保健机构的数据显示，45%的慢阻肺患者存在呼吸困难，20%的患者存在中重度呼吸困难。英国初级保健机构的数据显示，即使经过积极规范治疗，仍有47%的慢阻肺患者存在中**重度呼吸困难**

生机制和评估方法进展进行综述。

这段文字的典型问题是对作为论点的专业术语不解释，由于文章在第一次提出"劳力性呼吸困难"这个词时，没有进行及时的解释，导致读者不知道后面的词汇"中重度呼吸困难"与之是什么关系，更叠加了一重不理解。

这是一篇非常优秀的医学科研报告，文字行云流水，非常严谨，鞭辟入里，对劳力性呼吸困难的机理诠释得非常精彩。然而，对专业术语不解释，对于医学科普文章来说是大忌。

因此，在医学科普行文中，一定要及时对专业术语做出解释，尤其是作为论点和论证过程的术语，例如，可以在文章中使用括号、脚注或专门的解释段落来解释专业术语的含义和背景，这是因为科普文章的主要创作目的，是向非专业人士解释科学知识，如果使用过多的专业术语，可能会让读者感到困惑和难以理解（注：疾病名称、药品名称可以不解释）。

此外，医学科普文章还可以通过举例子、使用图表等方式帮助读者更好地理解专业术语、科学概念或原理。

二 语句过长

这是科研论文与科普文章的区别，长语句在论文中经常出现，但如果过多地出现在科普文章中，往往会给科学知识的普及造成阻力、影响行文的生动表达以及降低读者的阅读兴趣。

比如：

本研究通过对比肺量计检查和脉冲振荡法两种检测方式探究SAD（心境障碍）检测在慢阻肺病和哮喘患者（伴或不伴固定气流阻塞）中的敏感性。

解决办法：①用单句（短句），尽量不用复句，单句为"主、谓、宾"，复句是加上"定、状、补"。②少用"的、地、得"。③要合理、果断分句，善用逗号。

三 段落过长

有些作者在进行科普创作时总是舍不得分开自然段，殊不知，段落也是表达的一部分，还是非常重要的部分。

段落过长会导致读者阅读疲劳和内容层次叠加。

段落过长的原因：①缺乏文感；②对所表达的内容自我消化不够。

解决办法：当写完一整段文字或全篇文章时，做出分段的修改，帮助克服这个问题。

以下是一些建议。

（1）简化语言：使用简单、清晰的语言，避免使用过于复杂或专业的词汇，以便读者更容易理解和消化。

（2）重点突出：在文章中明确指出重点和关键信息，使用标题、黑体字或斜体字等方式突出重点，帮助读者快速抓住文章的核心内容。

（3）适当使用例子：通过举例子来解释概念和原理，可以使文章更加生动有趣，同时也有助于读者更好地理解。

（4）拆分长句：如果文章中的长句太多，可以将它们拆分成几个短句，以便读者更容易理解和记忆。

（5）适当使用图示：通过图示来解释复杂的概念和原理，可以使文章更加直观和易于理解。

（6）编辑校对：在文章完成之后，进行编辑和校对，检查是否有冗长或复杂的句子，并进行必要的修改。

四 话题盲区

医学科普写作，最大的问题是话题盲区的存在。何为话题？如何快速获得医学科普文章的新闻点？

1.门诊和病房：医患共同目标

作为医务人员，有一点感受是非常深刻的，当患者和家属急于想知道患者本人病情到底如何的时候，医生的一方，此时会想尽办法，力争对其进行清晰的且不会产生误解的表达；患者和家属的一方，也在极力地、全神贯注地倾听医生的讲述，思路丝毫不敢偏离，而这个过程，就是一篇好科普文章诞生的过程，只不过，这样的科普文章表现在了口头上。

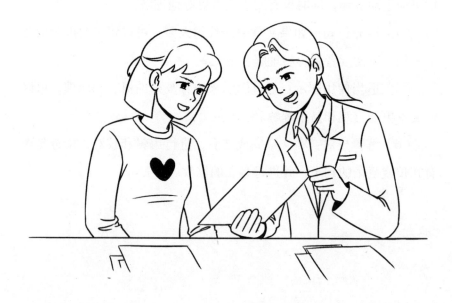

2. 医学科普具有两种表现形式

我认为，写作是医学科普最重要的表达形式，然而同时，对于医学工作者来说，医学科普更需要第二种表达方式，就是口头表达。无论在门诊还是在病房，口头表达是通过良好的书面表达而得到促进的，同理，口头表达又为良好的书面表达奠定了基础。

3. 多和健康媒体朋友聊天

总会有健康报道的编辑和记者，将医务人员尤其是大专家作为采访对象，这是医务人员和采编人员之间双向成全的机会。

作为采编人员，通过这样的采访，常常会学到很多医学知识。作为医务人员，遇到成熟的采编人员时，可以学习采编人员的思路和文风，经过一段时间的磨合，就很容易学会自己进行科普文章写作。

五 找不到文感

作者对文章的感知、理解和领悟能力非常重要，它是作者对文字的感觉、辨识度、措辞敏感度以及整体把握与控制的一种综合体现。简单来说，文感考验的是作者对文字的敏感度和理解力。

1. 文感难培养

很多医务人员认为科普创作最大的难点就是文感难以培养。

文感的培养需要从多个方面入手，包括阅读大量的优秀作品、进行写作练习、注重语言积累和思维训练等。

通过不断地培养和提高文感能力，可以增强阅读和写作能力，提高对文字的敏感度和理解力，从而更好地表达自己的思想和情感。

2. 没有个性化文感

每一个科普作者，在进行科普创作时，必须具有文感的个性化体现，这就好比每个人的长相特征不同，才便于被其他人记住。

文感是一种能力，它是作者对文字的微观感知和宏观把握。在阅读活动中，作者良好的文感也可以帮助读者对整篇文章进行感受、认知、判断、理解、领悟。笔者简单归纳如下。

一是医学和健康的专业科普文章，也要注意文字表达要行云流水、语言要诗情画意。

二是文理通顺明了，让人易记易懂。

三是使读者获得代入感。最好从文章一开始表达，读者就跃跃欲试，想跟着作者提示的一招一式开始行动，并且感受到从中受益。

总之，文感的建立，绝不是一朝一夕就能完成的事情，它需要投入时间与精力训练。

就好比一个人学开车，慢慢才可以找到感觉，"老司机"是花时间练出来的。

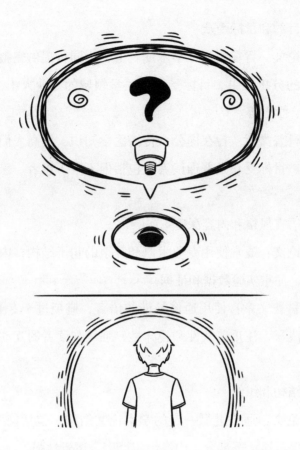

3. 论文先入为主

　　写惯了医学论文的您，可能会有好长一段时间在文感上过渡不到医学科普文章的感觉上来，不要紧，熟能生巧。

　　医学论文注重科学性和严谨性，而医学科普文章则强调通俗易懂和趣味性。在撰写时，需要根据目的和目标受众的不同进行选择和调整。

（1）目的和目标受众

医学论文：旨在发表在学术期刊上，为同行提供完整的研究过程和深入的分析结果。目标受众是医学领域的专业人士，如医生、研究人员、学者等。

医学科普文章：旨在向公众传播医学知识，提高人们的健康意识和素养。目标受众是普通读者，包括但不限于患者、家属、健康关注者等。

（2）语言风格和内容深度

医学论文：通常使用专业术语和复杂的句子结构，内容较为深入和详细，注重实验数据和证据。

医学科普文章：使用通俗易懂的语言，避免过于专业的术语。内容相对浅显，注重普及性和趣味性，强调与读者的互动和引起读者共鸣。

（3）结构和组织

医学论文：通常遵循一定的学术论文结构，包括摘要、引言、方法、结果、讨论等部分。内容组织严密，逻辑性强。

医学科普文章：结构相对灵活，可以根据内容需要调整，可能包括引言、正文、结尾等部分。强调内容的连贯性和流畅性。

（4）图表和插图

医学论文：通常包含大量的图表、数据和插图，用于展示实验结果和数据分析，这些图表通常较为复杂，需要一定的专业知识才能理解。

医学科普文章：可能包含一些简单的图表或插图，用于辅助解释和说明，这些图表通常较为直观，易于理解。

本章提示

1. 本章对您启发最深的话题是什么，为什么？

2. 您可以找出一篇医学论文，对照本章提示，试着将其改写成一篇科普文章吗？

第五章

如何创作医学科普文章

一 医学科普文章创作三部曲

1. 基本要素

名称、数据、事实，特别是预防、治疗及康复的方法，必须明确阐述，当心挂一漏万。

数据：我们常说"科普无小事"，因为一个数字、一个小数点儿，都至关重要。

事实：我们进行科普创作时，作为论据的事实是必不可少的，事实是整篇文章的支柱。

写作初学者，可以用第一人称（事实发生方）作为文章开头，这样的写作方法，可以使读者第一时间进入话题，是最快的代入方式，但是用如此写法的事例，要足以可信，有公信力，而不是牵强附会或者以偏概全。

如果您是有权威资质的医师，自己成功救治了难治患者，那么您的论述容易令人信服。但是如果您是民间执业医师，就建议您在进行科普文章写作时，对于自己的成功治疗，首先进行有理有据的剖析和论证，然后再说明成功治疗的事实，增加文章的可信度。

凡是容易引起读者忌惮、焦虑和恐慌的内容，都要格外谨慎，要多问几个为什么：凡是拿不准的事例，即使是热门话题，也不能盲目跟风。比如，有一种说法是"烤鸭的鸭皮有 16 种致癌物"，其事实能否经得起推敲还需仔细论证，要思考一些问题，诸如是什么火、什么烤法导致的结果是"16"种；是不是不同的火、不同的烤法还会有 17 种或者 18 种；致癌物到底是哪些；如何致癌；致的是什么癌；那烤鸭还能不能吃；等等。

总之，引用事实、引经据典，都是为我所用，而不是被其所累、被套住。

2. 主题

主题就是立意，就是立场和主张，创作者在有限的篇幅内必须开宗明义，主题鲜明。

立意要准确、要鲜明、要能站得住脚、要能经得起读者的考问和推敲。比如，写女性健康的标题"从脸上的气色看身体的病"，首先这个标题作为文章主题的依据是可靠的，中医理论有"望、闻、问、切"中的"望"，而且，中医学证明，如果女性"气血不足"，可能会出现面色枯黄等面部表现，另外，女性脸上的斑点，也常与内在疾病有关。

立意准确鲜明，只要文章讲清楚了上述道理，就自然而然会顺畅，像这个标题，接下来的表述就是如何辨别、治疗、康复、保健以及有何禁忌等。

3.同理心

我认为创作者的同理心，就是使自己和读者站在同一个角度。视人如己，是医学科普文章具有生命力及合理性的根本保证。

谈这个问题之前，我想说，我深深地理解医务人员没有时间去引经据典、字斟句酌地进行大量的科普文章创作的实际情况，更何况，写科普文章和写医学论文完全是两个路子，很难。但是，我认为科普文章是人性化的体现，体现的是医生的精诚和仁心。

二 常用的写作手法

医学科普文章的写作手法固然很重要，甚至可以说，如果缺乏写作手法，文章就会生机全无，一片岑寂，然而尽管如此，写作手法仍然是第二重要的，最重要的是指挥和调动这些手法的灵魂，即医学科普文章的温暖性，这种温暖是医学科普文章能够成为精神产品的保证。

一般来说，常用的写作手法有以下几种。

1.比喻

生活中当我们要对人阐释一个生僻难懂的问题时，自然而然会打比方，科普文章也是如此，甚至不可或缺。"犁田不用牛，点灯不用油——知识就是力量，科技改变生活"，这就是典型的比喻。

就拿医生看病来说，有一种说法是将医生比喻为汽车司机，疾病就好像一辆从山顶滑下来的汽车，医生为患者看病，就像司机跳上了这辆无人驾驶的汽车，目的是让这辆车尽快停下来，然后掉转车头，将这辆车开到安全地带。

第二种比喻是说医生看病就像工程师修机器，生病就好比机器出了问题，医生给患者看病，就如同一名工程师在修理机器。

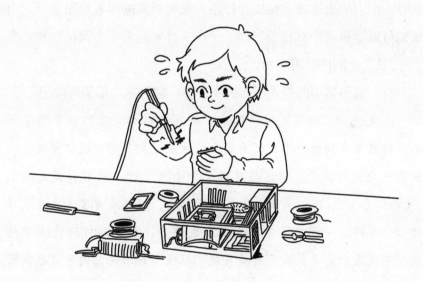

第三种比喻是说医生看病就像下围棋，生病就好像到了一个已经失利的残局，医生的工作就是通过不断的努力，将这个残局逆转。

第四种比喻是患者就好比医生的孩子们，医生看病就像母亲照顾一群生病的孩子，没有一位母亲不希望孩子早点痊愈。最好的照顾不一定换来子女的痊愈，然而这位母亲却要承受其中所有不好的结果。

2. 拟人

拟人的写作手法，从古至今都被文人墨客所用，而且多是千古名句，如：春蚕到死丝方尽，蜡炬成灰泪始干。

当我们把一台内窥镜手术用PPT的方式给非专业人士讲解和普及时，拟人的表达方式便极为好用。最为经典的拟人动漫演绎，当属妇科医学科普中对精子与卵子——一群赛跑的"小家伙"和一个"守门员"之间的故事展示。

有一篇很典型的拟人写作的小科普，题目是"瓜子历险记"。

我是一颗"倒霉"的西瓜子，被一个粗心大意的孩子咽了下去。我直接来到食道中，顺着西瓜的汁液流向下游。通过食道，我来到一个"大袋子"中，与其说是一个大袋子，还不如说是一个"食物储存室"。不用我说，大家肯定知道，这就是胃了。我在这胃的"一咕咚、一咕咚"中，真是不太适应，前俯后仰地竟滚了起来，不过庆幸的是，我没有被胃液"黏住"和消化，因为胃也制服不了我这个小东西。

这篇文章通篇以一颗西瓜子的"第一人称"描写了其误入人口、食道、胃的经历，这样阅读感强的文章，广大读者是喜闻乐见的，尤其是中小学生，更是乐于阅读。

3. 引用

科普文章无论长短，少不了以理服人，除了作为证据的数据和权威文献，也少不了一些对先贤哲人警句以及诗句的旁征博引。如果没有引用，科普文章不仅缺乏文采也会缺乏说服人心的感召力。

医学科普网（2023-06-04）的文章——中疾控发布《中国幽门螺杆菌感染防控》白皮书：我国感染率近50%，它和胃癌的关系。

文章开头即引用：

据央视新闻消息，中国疾控中心传染病预防控制所等单位6月3日发布了《中国幽门螺杆菌感染防控》白皮书，系统介绍了幽门螺杆菌感染相关疾病、疾病负担以及在我国的流行状况，并提出应

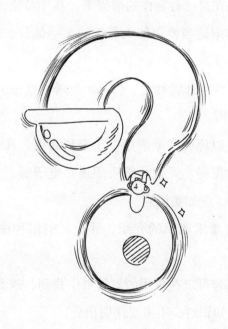

对策略与建议。

白皮书指出，我国幽门螺杆菌人群感染率近50%，不同人群感染率在35.4%到66.4%之间。

这种以引用内容为标题和开篇的写法，是科普文章特别是新闻报道常用的写作手法。

以一个大背景的消息作为引用内容之后，马上就可以进入正题了：

那么，什么是幽门螺杆菌？它和胃癌有何关系？哪些人是容易感染幽门螺杆菌的高危人群？感染了幽门螺杆菌需不需要治疗？

之后文章就一个个回答以上疑问，以及高危人群及治疗和预防的办法等，均为常规的叙述手段。

引用时的注意事项。

（1）引用是在自己有著作的前提下，基于参证、注释评论等目的，在自己著作中适当使用他人著作的某一部分，如典籍、文献、数据和人物故事等。

（2）引用要注明作者姓名、作品名称等，这很关键，常为区分抄袭与引用的界限。

（3）引文应以原始文献或第一手资料为主。凡引用他人观点、方案、资料、数据等，无论是纸质版还是电子版，均应详加注释；凡转引文献资料，应如实说明。

（4）对已有学术成果的介绍、评论、引用和注释，应力求客观、公正、准确。

（5）引用内容可以在常用的教科书中找到，或者引用的是被大家所广泛熟悉的知识时，不需要注明出处。

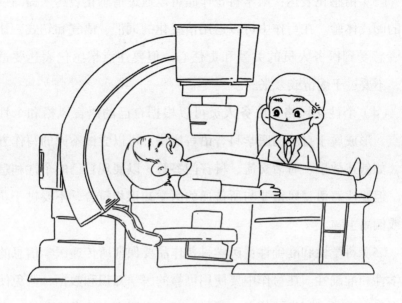

4. 基本功练习

医学科普作品创作需要在如下几个方面下功夫。

（1）语言简洁明了：医学科普作品应该使用简洁明了的语言，避免使用过于专业或难以理解的医学术语。在解释医学概念和术语时，可以使用日常用语或通俗易懂的词汇，以便读者理解和记忆。比如，用"感冒"来代替"上呼吸道感染"等。

（2）形象化比喻：运用比喻和实例来解释医学问题，可以让抽象的医学知识变得更加形象生动。比喻要恰当、贴切，能够准确传达信息，避免使用不恰当的比喻或过于奇特的比喻，以免引起误解或产生歧义。比如，用"两室两厅的房子"来比喻心脏的结构等。

（3）情感化表达：医学科普作品可以通过情感化表达来提高读者的阅读体验。在写作中可以运用情感化的词汇、语气和句式，让读者感受到医务人员的关爱和责任心。但要注意情感化表达要适度，不要过于煽情或夸张。

（4）个性化风格：医务人员可以根据自己的语言风格和个性特点，形成属于自己的医学科普语言风格。可以尝试不同的写作方式，如叙述故事、对话交流、科普问答等，以展现自己的个性和魅力。但要注意语言风格要与所传递的医学知识相符合，不要过于花哨或偏离主题。

（5）科学性和准确性：医学科普作品要保证所传递医学信息的科学性和准确性。在写作中要使用可靠的医学知识和数据，避免使用未经证实或不可靠的信息。同时，要注意语言表达的准确性，避免使用模糊的词汇或句式。

（6）亲和力：医学科普作品要具有亲和力，能够与读者建立良好的互动和沟通。在写作中可以使用亲切的语言和语气，与读者进行平等的交流和对话。同时，可以适当地使用幽默或轻松的语言元素，以增强作品的趣味性。

（7）更新和改进：医务人员要不断关注医学进展和热点问题，更新自己的知识储备，提高自己的语言表达能力和科普创作能力。可以根据读者的反馈和建议，不断改进自己的科普作品质量，以更好地向公众传递医学知识和健康信息。

5. 讲出通俗易懂的道理

医生使讲解通俗易懂的方法除了前面说的形象化比喻、简单语言描述、采用图表和图片等外，还包括以下几种。

（1）实例说明：通过举实例来解释医学概念或疾病症状，以帮助患者更好地理解。例如，用"比如高血压"来解释"慢性病"，或者用"比如心脏病"来解释"心脑血管疾病"。

（2）强调预防和治疗措施：向患者介绍如何通过改变生活方式、饮食习惯等方式来预防疾病，以及如何正确使用药物和治疗方案来治疗疾病。这些预防和治疗措施的讲解可以帮助患者更好地理解医学知识，并促进他们的积极参与和合作。

（3）个性化讲解：根据患者的需求和情况，进行个性化的讲解。例如，对于糖尿病患者，医生可以详细讲解糖尿病的发病原因、症状、治疗方法以及日常保健措施。

（4）医患互动：通过与患者进行互动，了解他们的疑虑和担忧，

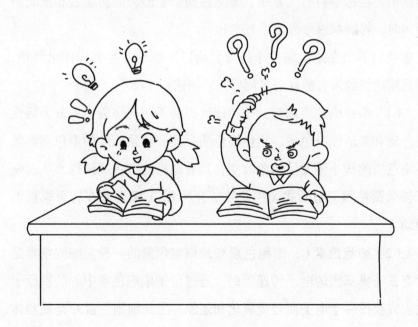

并给予建议和支持。例如，医生可以询问患者的病情、症状、病史等信息，并根据这些信息给出相应的建议和治疗方案。

6.普通话状态

要从词汇开始进入科普语言的普通话状态，如果您计划进行医学科普创作，不妨先做如下的自我训练，以便于在正式开始写作时，转换标准专业术语表达的习惯思维。

您在写出了专业术语之后，可以考虑立即为这个专业的医学名词找到可以替代的普通词汇或表达方式，以便读者或者患者和家属"一看就懂"。

首先，我们看关于细胞的名词表达，这些名词中的任何一个，无论在化验单上，还是诊断报告上都常出现，患者和家属可能看不懂，但是在医学科普文章中，要尽量通俗易懂，面对患者和家属的疑问时，答疑解惑才显得更有亲和力。

我们不妨在这里做一个练习，给以下医学专业名词作出解释，并且用通俗的语言解释出名词后面的描述。

（1）活性染色质细胞：按功能状态的不同可将染色质分为活性染色质和非活性染色质。活性染色质是具有转录活性的染色质。活性染色质的核小体发生构象改变，具有疏松的染色质结构，从而便于转录调控因子与顺式调控元件结合和 RNA 聚合酶在转录模板上滑动。

（2）细胞色素 C：细胞色素 C 是细胞色素的一种。细胞色素是含有铁卟啉基团的电子传递蛋白，通过位于细胞色素中心的铁原子失去或获得一个电子而经受氧化和还原。因此细胞色素 C 是线粒体电子传递链的组分之一，对细胞呼吸具有重要作用，并且在细胞内源性凋亡途径中可诱导细胞发生细胞凋亡。

（3）蛋白激酶A：蛋白激酶A广泛分布于各种组织细胞，通过催化细胞内的底物蛋白磷酸化反应，调节细胞的多种功能。

（4）胃肠激素：由胃肠黏膜内分泌细胞分泌的激素。

（5）基础代谢率：在基础状态下，清醒、安静、空腹时，单位时间的能量代谢。

（6）呆小症：幼儿时期甲状腺功能低下，生长缓慢、身体矮小，而且智力低下，称呆小症。

（7）兴奋性：细胞在受刺激时产生动作电位（兴奋）的能力。

（8）肺通气量：每分钟进或出肺的气体总量。

（9）激素：由内分泌细胞分泌的在细胞之间传递信息的高效能生物活性物质。

（10）胃容受性舒张：咀嚼吞咽时，食物刺激咽、食管感受器，通过迷走神经反射性地引起胃头区（胃底和胃体）肌肉舒张。

（11）基因表达：基因经过转录、翻译，产生具有特异生物学功能的蛋白质分子的过程。

（12）脂蛋白：脂质与载脂蛋白形成的复合体。

（13）DNA的半保留复制：DNA在复制时，以亲代DNA的每一股作模板，合成完全相同的两个双链子代DNA，每个子代DNA中都含有一股亲代DNA链，这种现象称为DNA的半保留复制。

（14）动脉韧带：在肺动脉干分为左、右肺动脉分叉处的稍左侧，有一纤维性的结缔组织索，连于主动脉弓的下缘，为胚胎时期动脉导管闭锁后形成的遗迹。

（15）颈动脉小球：是位于颈内、外动脉分叉处后方的椭圆形小体，属化学感受器。

（16）黄斑：在视神经盘的颞侧稍下方约 3.5cm 处有一黄色小区，称黄斑。黄斑中央有一凹陷称中央凹，是感光最敏锐的部位。

（17）神经核：在中枢神经系统内，形态和功能相似的神经元胞体聚集成的团块。

（18）遗传信息：蕴藏在 DNA 分子碱基排列顺序中的信息称为遗传信息。

（19）同源染色体：指在减数分裂时能两两配对，形态、大小及结构都相似的染色体，一条来自父方，一条来自母方。

（20）基因组：细胞中所有的遗传信息的总和。

（21）交叉遗传：X 连锁遗传中，男性的致病基因只能从母亲传来，将来只能传给他的女儿，致病基因不存在由男性向男性传递的现象。

（22）咯血：喉及喉以下呼吸道任何部位的出血，随咳嗽经口腔排出称为咯血。

以上列举的这些医学专业名词，都是比较容易被患者和家属遇到的，遇到了，不懂，就会来问医生，在这里，我们可以想一想，如何将这些词汇解释给他们，算作一个科普口头表达的练习。

7. 语言关怎么过?

对于写作初学者来说，科普文章的语言表达和语言状态是一个很大的难关。那么语言关到底该怎么过？

在这里，我为大家展示一篇精彩的文章，让我们充分领略科普语言与学术语言的不同。该文作者是西北大学科学史高等研究院的曲安京教授，其主要研究方向为精密科学史。

学术语言与科普语言

我是一名数学史家。这个特殊的、小众的身份，使我有机会接触两个完全不同的学术领域——数学与人文。在我的学术生涯中，有几次不同的学术经历，与"语言"的使用和定义有关，令我在接到这个专栏的邀请时，觉得确实是有话想说。

大约 25 年前，我解决了一个非常小的数学问题，照猫画虎地撰写了一篇短文，投给了一家数学杂志。不久，收到了编辑部转达的审稿意见。审稿意见很长，审稿人首先肯定了拙作的结果，然后对内容进行了详细的修改：引入了一些专业术语和符号，以此为主要语言工具，几乎重写了整篇文章。实际上，编辑与审稿人所建议的这些术语与符号，并不是数学界广泛通用的语言，因此，需要在文章的开头给出专门的定义。就可读性而言，我的文章使用的是非常通俗的数学语言，数学专业的学生理解起来毫无障碍。不过，这在数学家看来，首先是不够专业，其次，也不够简洁准确。

另外一次几乎相反的有趣经历，发生在我给一家著名的文史类刊物的投稿。因为是天文学史的文章，里面不可避免地出现了一些计算公式和符号。反馈的审稿意见是，不需要修改，直接采纳发表。可是，当接到文章的校样时，我发现编辑对文章进行了不少删改，有些是用通俗的文字替换了专业术语，更多的是用纯粹的文字替换了那些无法直接删除的公式和符号，使文章看起来完全"可读"。不用说，在我看来，编辑的这些删改有些是不够准确的。

最近几十年来，许多从事精密科学史研究的同事在向学术刊物投稿的过程中，因为"语言"问题，遇到了很多困扰。精密科学，是指以数学为基础的自然科学。近现代精密科学史的学术论文，在投给文史类刊物时，常常因为"看不懂"这个理由，受到编辑的批评乃至拒绝。编辑所强调的"可读性"问题，迫使我的同事们不得不放弃使用专业术语或符号对那些重要概念的分析释读。久而久之，甚至没有人可以对原始文本进行深入的专业讨论，这个方向的所有学术论文，都不敢涉及概念演化的内在学理辨析，只能运用通俗的语言，仅根据二手的研究文献勾勒、渲染某个理论主题的进化线索，整理重述一段逻辑上自洽的、内容上相对完整的、看起来情

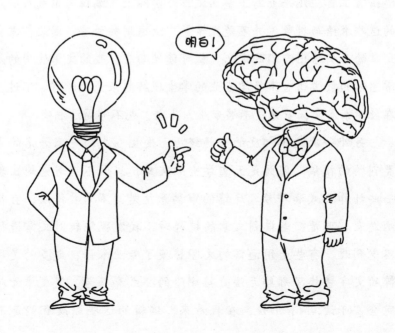

节上生动有趣的历史故事。

历史学的基本规范是，一切结论都要源于原始文献。对史料文本的放弃，使得我们的学术研究完全无法与国际近现代科学史学界接轨。这是学术刊物因为对"语言"的选择，影响了学术研究的一个事例（参见拙文《故事与问题：学术研究的困境是怎样产生的》，《自然辩证法通讯》2021 年第 6 期）。或许这是人文学科学术研究的孤例，或许事实并不止于此。我发现导致这个现象产生的原因，是我们的一些人文学科的学术刊物没有很好地划清学术语言与科普语言的界限。

每个学科的成熟，理论上都伴随着这个学科的学术语言体系的形成。这在那些对专业语言的依赖极端强烈的自然科学来说，是显而易见的。数学上的形式主义，本质上就是在强调这样一种理念：所有的数学知识，都应该（或曰必须）用一种独特的、形式化的语言体系演绎推导出来。恩格斯说：一门科学只有当它用数学表示的时候，才能被称为科学。这句话的意思是，只有那些最终可以用数学语言描述的理论体系，才可以被称为科学。所有自然科学自不待言，经济、管理、政治等社会科学，也都是以采用数学化的语言作为其学科之学术语言体系的建设方向。

但是，放眼国内人文学科的学术期刊，很多编辑对专业语言（公式、图表、符号）的使用都会采取限制乃至排斥的态度。为什么会出现这样的状况呢？我想这或许是我们的编辑同志们在现行的学术期刊的评价体系的压迫下，有意无意地混淆了学术论文与科普文章的差别所带来的后果。学术论文与科普文章的本质区别是什么？我有一个简单的判别法则：

学术论文是讲述一个所有人都不知道的故事;

科普文章是讲述一个绝大多数人都不清楚的故事。

学术研究的目的,是对人类未知领域的探索或解谜。一项学术研究是否成立,不是由大众的欢迎与接受程度决定的,而是由极少数的同行专家的专业标准来判定的。因此,学术论文一定是写给同行专家的,而不是外行读者的,不会为了迎合或迁就大众的阅读习惯,而改变它的写作方式,这就是学术论文必须用专业语言来撰写的根本原因。

对于真正原创的学术研究来说,不必在意外行读者对其学术论文的这些批评:曲高和寡、佶屈聱牙、高深莫测、晦涩难懂、拒人

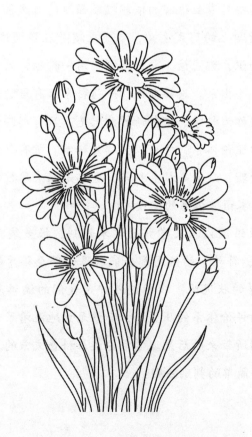

以千里之外。

而从科学普及的视角来看，一篇优秀的科普文章则必须是：深入浅出、通俗易通、流传广远、引人入胜、令人如醍醐灌顶。因此，学术论文与科普文章采用的是两种完全不同的语言类型。

在当今中国的某些人文学科领域，强调一下学术论文应该坚持使用学术语言的必要性和重要性，还是有一定的现实意义的。学术期刊的编辑同志们应该旗帜鲜明地坚守这样的办刊原则：不要用科普文章的标准要求学术论文的写作。这是维护所有学术刊物之学术水准的基本前提。

三　一篇成功医学科普文章通常具备的特点

（1）引人入胜：好的文章应该从一开始就吸引读者的注意力，让读者对文章的内容产生兴趣。这可以通过提出一个引人注目的问题或讲述一个生动的故事来实现。

（2）易于理解：医学科普文章的主要目的是让普通读者了解医学知识，因此文章的语言应该简洁明了，避免使用过于专业的术语。如果必须使用专业术语，应该对其进行解释。

（3）有趣且生动：好的医学科普文章应该通过有趣的例子和生动的描述来解释医学概念和疾病症状，以便读者更好地理解。

（4）全面且准确：文章应该提供针对某一问题的全面的信息，包括疾病的病因、症状、治疗方法以及预防措施等，比如，外科医生讲一种疾病的治疗方法，可以重点讲外科治疗，其他方面的治疗也要介绍。此外，文章的内容应该准确无误，经过权威渠道验证。

（5）引用权威来源：如果文章中提到的事实或数据来自某个特定研究或权威机构，应该注明该研究或机构的名称，以增加文章的可信度。

（6）图表和插图：如果可能的话，可以使用图表、插图或视频来帮助解释医学概念和疾病症状，以便读者更好地理解。

（7）有结论：在文章的结尾部分，应该总结文章的主要内容，并给出一些实用的建议或结论，以便读者能够轻松地回顾文章的重点内容。

（8）语言独特：文章的语言风格应该符合目标读者的年龄和背景。例如，如果目标读者是老年人，文章应该使用简单、清晰的语言；如果目标读者是年轻人或受过良好教育的人，文章可以更加生动、有趣。

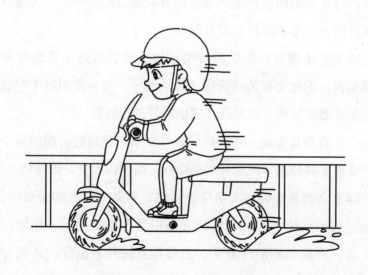

（9）呼吁行动：在文章的结尾部分，可以呼吁读者采取某些行动，例如定期体检、改变不良生活习惯等。这有助于提高读者的参与度，并使他们更容易记住文章的内容。

范文举例

以下是一篇医学科普文章，旨在介绍鼻咽癌的相关知识。

鼻咽癌，一种华南地区高发的癌症

鼻咽癌是一种在华南地区高发的癌症。在中国的某些地区，鼻咽癌的发病率甚至高达十万分之五十。然而，对于这种癌症，人们知之甚少。本文将向大家介绍鼻咽癌的基本知识以及预防措施。

一、鼻咽癌的基本知识

鼻咽癌是一种发生在鼻咽腔的恶性肿瘤。其主要症状包括鼻塞、涕中带血、耳闷堵感、听力下降、复视及头痛等。在华南地区，男性患鼻咽癌的风险较高。

二、鼻咽癌的预防措施

1. 注意饮食

健康的饮食是预防鼻咽癌的重要方法之一。华南地区的人们喜欢吃咸鱼、腌制品等高盐食品，这些食品容易导致鼻咽癌的发生。因此，建议大家减少高盐食品的摄入，多吃新鲜蔬菜水果，补充维生素和矿物质。

2. 保持良好的生活习惯

良好的生活习惯可以降低鼻咽癌的发生风险。例如，保持充足的睡眠，避免过度疲劳和压力过大，戒烟限酒，坚持适当的运动等。

3. 积极治疗鼻咽疾病

鼻咽疾病，如鼻炎、鼻窦炎等如果不及时治疗，也可能导致鼻咽癌的发生。因此，一旦出现鼻咽疾病的症状，应及时就医，接受专业的诊断和治疗。

4. 遗传因素与鼻咽癌

虽然遗传因素不是鼻咽癌的唯一原因，但是某些人群因为遗传因素患鼻咽癌的风险较高。如果家族中有鼻咽癌患者，建议定期进行鼻咽癌筛查。

三、总结

鼻咽癌是一种在华南地区高发的癌症，但是通过积极的预防措施可以有效降低其发生风险。我们应当通过了解鼻咽癌的基本知识、采取健康的生活方式、注意饮食健康、保持良好的生活习惯、及时治疗鼻咽疾病等，来预防鼻咽癌的发生。同时，对于家族中有鼻咽癌患者的人群，更应加强预防，定期进行筛查。通过这些措施，相信我们可以有效地预防和控制鼻咽癌的发生。

四 对医学科普创作的困惑及解决办法

关于当前医务人员对科普创作的困惑，可能包括如下几个实际问题。

1. 不知道读者需要哪些科普内容。

2. 自己做的科普没有传播力，伪科普满天飞。

3. 查询资料需要花费大量时间，自写自审也容易出现错误。

4. 花大力气写的科普文却被大量抄袭、被洗稿。

5. 没有版权的医学图片太难找，有版权的图片却太贵，该怎么办？

我来试着回答一下这几个问题：

第一个问题的解决其实很简单，医学科普的题材来源于临床一线，一线是医学科普的根，如果脱离了一线，医学科普就会缺乏有血有肉的证据和鲜活的针对性，就成了无源之水、无本之木，而来自一线的有针对性的科普，才是最接地气，最具传播力和感染力的。

医务人员通过在一线贴近患者，就能明白什么样的医学科普会受欢迎，也就解决了"应该写什么"的问题。

针对第二个问题，这个世界永远有真伪，我认为只做自己不管其他是好的态度，传播力是急不得的，是慢慢来的，要放平心态，相信金子总会发光的。

针对第三个问题，为了写科普文章查询资料花费时间是值得的，因为科普是科研的翅膀，害怕花费这样的时间，医学水平的进步就可能狭隘了。其实，自写自审的过程，是自己医学水平提高的过程。

针对第四个问题，必要的时候，一定要寻求法律援助，保护个人的知识产权不受侵犯。但同时也要明白，这是很无奈的事情，越是广受大众欢迎的科普文章，则越是被大量挪用，我深有体会。这更加体现了那句俗话：天下文章一大抄。但是让作为医务人员的您欣慰的是，只要不是胡乱地洗稿，也算是传播了有利于大众的知识。

　　针对第五个问题，医务人员可以学着自行摄影拍视频，视频自己拍，图片尽量用自己的，还可以找画手绘画，实在不行，就花钱买图片。

本章提示

1. 您觉得如何能让自己快速进入医学科普文章写作的语境？
2. 印象中，您最喜欢哪一篇医学科普文章？

第六章

医学科普文章的素材积累、文感磨炼及结构设计

越是让读者普遍关心的话题，就越考验文章的独特性，然而越是具有独特性的文章，才越是好的创作，医学论文是特有的发现、独创的科技，其实，医学科普创作基本上也是如此。

一 素材的特点

素材是最棘手的事情，受众面广、让读者普遍关心的话题，常常是最抢手的。

1. 素材怎么来？

无论是在门诊、病房、家庭还是社会，都会出现关于健康尤其是疾病的疑问，而这些疑问就是科普文章最直接的素材。

　　医务人员在临床常常会遇到患者及家属提出各种各样的疑问，这些疑问常具典型性，往往是独特的科普素材。

　　比如，有一次我看见一位住院的老人，手里拿着一把维生素片，到护士台问护士，她说白天医生们对她进行了会诊，她一共有9项基础病，但是9个不同科室的医生开出的药中都有同样一种维生素片，老人疑惑不已，难道自己需要把这9份同样的维生素片都吃掉吗？这就是一个关于药物用法用量科普写作的切入点。因此，临床上要善于观察、善于捕捉，要有一双发现素材的眼睛。

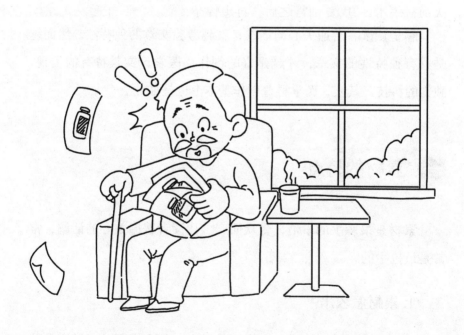

2.如何积累素材?

专科医生有许多针对本专业需要对患者、家属答疑解惑的时刻，这些都可以成为素材，需要医务人员在繁忙的工作中去留意积累。

只有心中有素材，科普文章才会源源不断。

比如，一位主任医师为一名年轻女士诊断是否能够怀孕，诊断结果是该女士很难再怀孕，当时这位女士与家人在惊讶之余，认为这位主任医师的说法不太礼貌，但是这位主任医师非常耐心和气地对他们讲出了原理，导致该女士很难再怀孕的原因是她曾经历过多次刮宫手术，"反复刮宫之后，再想怀孕，就如同种子撒在了水泥板上"。

这位主任医师一句生动的比喻，就是一篇科普文章的好素材。

二 文感磨炼

医学科普文章的文感恐怕是最让广大医务人员犯愁的事情，怎么才能做到把深奥的医学问题写得通俗易懂呢？这就需要春风化雨，润物无声。

1.如何达到有文感的程度

首先来源于对医学科普文章的认知，如果总是不太重视，觉得可有可无，没有时间，不能沉下心来思考和写作，那么就难以产生文感。

比如，我们看到大自然的美，看到可爱的小动物，都会发自内心地赞美，会联想到相关的赞美歌曲，甚至会作诗以及朗诵，这就是发乎心声。只有触动了心灵，真正认识到它的重要性，才会为之付出。

但是，机械地、被动地、不得不完成任务地、硬着头皮地学习，结果往往很难达到理想目标，因为这样的行为不带温度，既不会温暖自己，也不会温暖他人。

那么有文感的医学科普文章是什么样的呢？

以下展示一篇有文采、有情怀的科普美文，足以让我们在医学科普创作上得到启发。

本文节选自发表在《科学大众》（1963 年 1 月）上的一篇文章——《一门丰产的科学》，作者是中国科学院院士，中国近代气象学家、地理学家、教育家，中国近代地理学和气象学的奠基者竺可桢。

物候学

每年春节过后，大地就渐从沉睡中苏醒过来，冰雪融化，草木萌芽，各种花木次第开花。再过两月，燕子翩然归来，大自然呈现一片欣欣向荣的景象。不久，布谷鸟也来了，于是渐次转入炎热的夏季；植物忙着孕育果实。等秋天来到的时候，果实成熟；植物的叶子慢慢变黄，经不住阵阵秋风的吹袭，就簌簌地落了下来。这时北雁南飞，其他各种候鸟也相继离去，大地又呈现一片万木落叶、衰草连天的萧瑟景象。从此，活跃在田间草际的各种昆虫也都销声匿迹。大地又沉沉睡去，准备迎风雪载途的寒冬。岁岁如是，周而

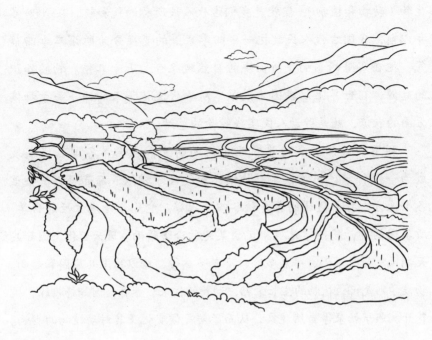

复始……

这些自然现象不知陶醉了多少诗人，因而一草一木、一鸟一虫也都成了他们讴歌大自然的素材，成了他们抒发感情的凭借。不过农民们对这些自然现象的感受和诗人们又不同。几千年来，他们注意了草木荣枯、候鸟去来等自然现象与气候之间的联系，并据以安排自己的农事活动。在农民看来，鸟语花香、秋山红叶都是大自然的语言。杏花开了，就好像大自然在传语他们赶快耕地；桃花开了，又好像在暗示他们赶快种谷子。春末夏初，布谷鸟开始唱歌，可是我们的农民却懂得它在唱什么：它在声声地啼叫着"阿公阿婆，割麦插禾"。

这一类的自然现象，我国古代的劳动人民称为物候。物主要是指生物（动物和植物），候就是我们古代人民所称的气和候。在 2000 多年以前，我国古代人民就把一年四季寒暑的变换分为所谓二十四节气，把在寒暑的影响下所出现的自然现象分为七十二候。物候知识的起源，在世界上以我国为最早。从古代流传下来的许多关于物候方面的农谚，就是劳动人民实践经验的总结。

利用物候知识来指导农业生产的研究，在世界各国已经发展成为一门科学，叫物候学。物候学和气候学相似，都是观测一年里各个地方、各个区域的春夏秋冬四季推移。它们都是地方性的科学。所不同的是，气候学是观测记录某地的冷暖晴雨、风云变化，例如某天刮风、某时下雨、早晨多冷、下午多热等，据以推求其原因和趋向。物候学则是记录植物的生长荣枯，动物的往来、养育，例如杨柳绿、桃花开、燕子始来等自然现象，从而了解气候变化及其对动植物的影响。气候观测是记录当时当地的天气；而物候观测的记录，不仅反映了当天的天气，也反映了过去一个时期内天气的积累。所以物候学有时也叫生物气候学。

如果您能耐心读完这篇美文，您就会明白什么叫作有情怀、有温度的写作。我认为，如果没有对自己专业百折不回的信仰和矢志不渝的热爱，绝难有如此的描述，这不仅仅是文采和学问的问题。

2. 如何快速获得思路

医学科普思路的获得不是一日之功，首先需要真正区分医学论文与科普的不同，其次要有一定文学功底，包括描写方式、修辞手法，如象征、拟人、排比、比喻等，以及对信息的筛选和采纳。

但是，是不是获得思路，就一定没有捷径可走了呢？不尽然，我们可以到网络与书籍中去淘寻优秀的医学科普作品，然后一遍遍朗读，甚至背诵，这个方法可以叫作"书读百遍，其义自见"。

其实，医学科普文章的核心常常是如何将令普通读者感到深奥难懂的医学术语用通俗的文字表达出来。比如中医学的一些术语很难进行科普解读，下面，我们一起感受一种不一样的表达，它出自中国工程院吴以岭院士。他堪称我国当代络病医学的"举旗人"，也是中医学科普的大咖，吴院士关于络病学的讲解，会使我们体会到原来中医的医学科普表达可以如此简单轻松。

研究发现，通络可以治久病，如心脑血管病、肿瘤、糖尿病等；通络可以治新病，如流感等；通络可以治未病，调整亚健康状态，并可防止疾病传变，防止病愈后复发。在络病理论指导下，围绕"通络治久病、治新病、治未病"开发了系列专利新药，覆盖心脑血管病、糖尿病、呼吸系统疾病、肿瘤、神经系统疾病、泌尿系统疾病等发病率高的几大类疾病。

……

我们通过系统构建"气络学说"，"精、气、神"等理论，指导抗衰老研究，发现肾精虚衰是衰老根本，元气亏虚是衰老关键，形神耗损是衰老表现。因此，抗衰老重在补肾填精、温扶元气、充养形神。养精就是扶养"精、气、神"，实现"老而不衰"。精是生命起源，气是生命动力，神是生命体现，肾精的盛衰关乎着人的生、长、壮、老、已。过早衰老其实是一种疾病状态，抗衰老是生命科学的重大课题。

如此表达，所言所语，全部是中医学的医理，但是没有拗口难懂。

当医务人员与医学合二为一的时候，医学科普创作就这样自然而然地产生了。

三　结构设计

医学科普文章的结构很重要，没有很好的结构，则不能完整解释所要阐述的哪怕一个很小的科普道理。

科普文章结构大致可分为：引言、正义、结论、参考文献。如果按照最简单的归纳，可分为：起因、过程、结果和禁忌。

1. 结构的重要性

结构，好比人体的脊柱，每一节的位置不可更换。

写文章，结构至关重要，就像"一着不慎，满盘皆输"。所以，真正好的医学科普文章，必须重视两个字：布局。

2. 结构的基本元素

（1）起因（明确表达事项：如得病原因）。

（2）过程（如患病或康复的递进过程）。

（3）结果（如治疗及康复的程度）。

（4）禁忌提醒（包括饮食、用药、作息和运动等方面）。

其实也就是说，虽然科普文章不比科研论文，但是它仍然少不了论点、论据和论证过程。

3.结构七要素

医学科普文章与作文相似，最好具有七要素，即时间、地点、人物、起因、经过、结果及提示。

如上的要素，可以根据写作的具体情况形成顺序，比如，我曾写过一篇关于小儿入秋腹泻的科普报道，我开头写的是"一入秋季风带凉，拉肚小儿排成行"，这是时间和事件；然后是说地点：儿童医院消化科门诊；人物是患儿、家属和医生；经过是患儿就诊原因和患病机理；结果是医生的诊断；提示是患儿的康复注意事项、用药禁忌等。

4.结构特点

（1）文章的开头。即整篇文章所要说明的一个问题的引子。万事开头难，很多作者都会绊在文章的开头上，究竟应该先说什么，真是尤为重要。一个最简单的办法，就是思考读者最关心什么、什么最能抓住读者，作为作者，你认为什么需要最先说出来，那么，什么就是最重要的。

（2）整篇论点论据的阐述过程。在这个阐述中，要打好腹稿，给要阐述的内容先排好队，如"下马上船"这个词，其意一目了然，阅读就很顺畅，但是如果说"上岸下马"，就需要对其意做出解释。医学科普文章少不了对疾病病因病理的阐述，要注意行文的逻辑。

（3）补充内容，好比砌墙勾缝。例如，预防措施及合理膳食、复诊等必要的提示，对整篇文章是锦上添花。

（4）通篇内容的结束语（也可以没有这个部分）。例如，对疾病产生的季节、社会等多种原因做出提示或进行心理疏导等，展现医学科普文章的人文关怀。

5. 心理辅导的科普

医学科普文章的心理医学科普文章写作是一种将医学知识和心理学知识相结合的写作方式，旨在帮助人们更好地理解自己的心理和身体健康，并提高生活质量。

（1）了解目标读者：在开始写作之前，了解您的目标读者是谁。这有助于您选择适当的语言和风格，以便更好地与读者建立联系。

（2）突出心理因素：人们常常忽视心理因素对身体健康的影响，因此需要提醒读者注意自己的心理健康。

（3）简洁明了：避免使用过于复杂的术语和概念，以便读者能够轻松理解。

（4）提供实用建议：您可以提供一些简单的技巧和策略，帮助读者改善自己的心理健康和身体健康。

（5）引用权威来源的资料：您可以引用医学研究、专家意见等权威来源的资料，以增加文章的可信度和说服力。

（6）鼓励互动：您可以鼓励读者分享自己的经验和感受，或者提出自己的问题和建议。这有助于增加文章的互动性和提高读者的参与度。

（7）特殊群体：心理医学科普文章的写作，如果针对的是比较特殊的读者群体，科普文章中作为给他们生活指导和提示的文章，就应该直来直去、简单明了，无须读者多费心思去理解。以下是一篇心理医学科普范文的示例。

什么是焦虑症？

焦虑症是一种常见的心理障碍，表现为持续或不适当地担忧、紧张、恐惧和不安。这种情绪困扰可以影响一个人的日常生活，并可能导致身体不适和其他健康问题。

焦虑症的症状包括：

持续地担忧和紧张；

身体不适，如头痛、胃痛、胸闷等；

失眠、噩梦和易醒；

注意力不集中，记忆力下降；

回避社交场合和某些特定情境；

自主神经系统反应，如出汗、呼吸急促、心悸等。

焦虑症有不同的类型，包括广泛性焦虑症、社交焦虑症、特定恐惧症等。广泛性焦虑症表现为持续的担忧和紧张，通常伴随着身体不适和自主神经系统反应。社交焦虑症是在社交场合或与他人交往时产生过度担忧和紧张。特定恐惧症则是对某些特定情境或物体的恐惧。

焦虑症的诊断通常由专业心理医生进行，通过症状描述、心理评估和可能的治疗试验来确定。治疗通常包括药物治疗和心理治疗，如认知行为疗法和放松训练等。

6. 用药的科普

（1）安全用药方面科普的重要性：老年人面对用药的困惑

据国家食品药品监督管理局的一项统计数据显示，我国每年大约有 250 万人因吃错药而损害健康，死亡人数 20 余万，是全国交通事故致死人数的 2 倍。

2021 年《国家药品不良反应监测年度报告》数据显示：在所有的药品不良反应事件中，相比口服、外用等方式，来自注射给药的不良反应占到了 55.3%。原因是输液会让药物更快进入血液系统，因为没有消化道的屏障，所以一旦产生不良反应，速度是非常快的。

中老年人用药安全是个很大的问题，中老年人一有健康上的风吹草动就想要服药，甚至常常是服用多种药物，哪里不舒服就马

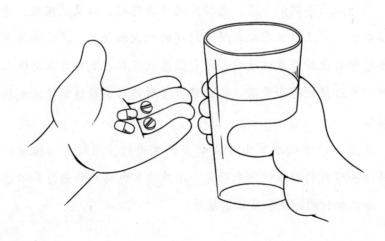

上服用哪种药，越是缺乏安全感的独居中老年人，就越会"及时服药"，因此合理用药的医学科普对于中老年人来说非常重要，然而这方面的医学科普文章很难见到。

药品不良反应是指合格药品在正常用法用量下出现的与用药目的无关的有害反应。虽然有些药物的不良反应较小，可在治疗后消失，但也有一些药物的不良反应会导致更严重的健康问题。与医生和药剂师讨论不良反应，并了解减少这些不良反应的方法，这就是医学科普文章的基础。

药品不良反应会造成头晕、胃痛、嗜睡、腹泻、皮疹、恶心、口干、心悸、呕吐、疲劳、耳鸣、失眠、胸痛、头痛、呼吸急促、肿胀、黄疸等。

我国著名老年医学专家、中国工程院院士王士雯介绍说，据一项统计结果表明，老年患者平均每人患有 3.1 种疾病，有的人甚至患有 9 种，而应用的药物又因疾病增多而增加，有的人服药多达 20 余种，多种药物互相干扰，影响了疗效。

老年人多患有多脏器疾病，而多种疾病的相互影响增加了诊断与救治的难度。据世界卫生组织报道，老年人死亡，有 1/3 不是自然死亡，而是用药不当造成的。现代医学分支越来越细，对单一疾病的诊治日益精细，这是必要的，但各科医生如果只擅长或只专注于某一专科疾病的治疗，不善于对多器官疾病进行综合诊治的话，就会影响到老年病人的救治效果。

《健康导报》报道过一篇这样的文章。

老年人用药不当可以丧命

专家介绍，心脑血管病患者在用药时需特别谨慎，一些药物如果使用不当容易造成心源性猝死。如治疗心力衰竭的药物洋地黄、地高辛，若过量使用或同时使用其他能提高地高辛血药浓度的药物，可出现"洋地黄中毒"，如果再贻误治疗时机，患者可能因心室纤颤而死亡。

抗心律失常药可分为四类，使用不当均会导致心律失常。如奎尼丁是治疗心律失常的重要药物，然而当血液中的药物浓度超过 6ug/mL 时，就可能出现室性阵发性心动过速，甚至心室颤动。房颤患者用该药治疗时可诱发心房内血栓脱落，引起脑栓塞或心肌梗死而突然死亡。利多卡因、苯妥英钠用于治疗心律失常时，若用药过量，会导致血压下降或心搏骤停，严重者会因循环衰竭而死亡。

另外，普萘洛尔和维拉帕米，两者均有钙通道阻滞作用，如果并用，此种效应就会加强，可引起心搏骤停。

平喘药氨茶碱应用过量或用于快速静脉注射时，可导致窦性心动过速，呼吸窘迫者会引起室颤。故伴有心律失常的慢性阻塞性肺部疾病的患者，应当慎用氨茶碱。

另外，还有广泛应用于哮喘患者的异丙肾上腺素气雾剂，如果过度应用可提高心肌兴奋性，甚至导致心室颤动而猝死，因此，冠心病及甲亢患者须慎用。

抗抑郁药，如丙米嗪，除具有抗抑郁作用外，还能降低血压，易致心律失常。近年来研究证明，它对心肌有奎尼丁样作用，因此应慎用。

钾、钙剂等是补充电解质类药。电解质是维持心肌电生理功能的重要成分，血中浓度过高或过低都会引起心脏骤停。严重高血钾对心脏有抑制作用，可直接导致心搏停止；严重低血钾，或严重腹泻患者在钾大量丢失时，如不及时补充可引起室性心律失常而导致心室颤动。低血钙可使心肌收缩力减弱，产生室内传导阻滞而导致心脏骤停。

以上，仅是简单的告知性用药科普，但是对广大患者，尤其中老年患者来说，非常有用。医学科普的强大功能就在于，能将医学普及的知识形成一种医务人员以及全民表达意识，从而把好安全用药这一关。

因此，关于用药安全的医学科普，的确可以直奔主题，开门见山，以最简短的文字、最明晰的提示，让读者对用药禁忌一目了然。

另外，中老年人当中，便秘的人比较多，老年人便秘与心脑血管疾病是相互影响的。首先，老年人便秘可增加出现高血压及心脑血管意外的风险。其次，如果患者存在心脑血管意外，如脑梗死、脑出血、心肌梗死等，会严重影响患者的活动能力，促使患者出现便秘症状，长期便秘的危害较多。

所以，医生在给老年患者开必备药、常用药时，一般需先询问一下患者的体质，而且要嘱咐患者在配合用药时，需适当地参加体育运动、不吸烟、不酗酒、避免精神紧张，并保持良好的心态。其中非常重要的一点，要考虑到患者是否有便秘，如果有，可以同时开出解决便秘的药物。

（2）中药配方颗粒，科普知识很重要

当下全国各个中医医院，包括中西医结合医院，都在积极地推广中药配方颗粒这一院内制剂，配方颗粒比起"简、便、廉"的汤药，是更进一步的个性化定制，是毫无疑问对于患者最简单有效的给药治疗，是利国利民、高效医疗的好事。

漫长的历史沿革

中药配方颗粒技术起源于 20 世纪 50 年代到 80 年代，当时已有专家开展了 101 种单味中药工艺的研究，并围绕单、共煎的中药药理、药化、临床等展开相关研究，这为中药配方颗粒技术的发展奠定了基础。

到了 80 年代末 90 年代初，中药配方颗粒作为一种新型中药剂型开始崭露头角。1987 年，卫生部和国家中医药管理局联合发布的《关于加强中药剂型研制工作的意见》明确要求，对常用中药饮片也需进行研究和改革，以利于药效的发挥和药材的节约，这进一步推动了中药配方颗粒技术的发展。

为响应国家号召，陆续有企业开始投身于中药配方颗粒的研发生产，如广东省中医药工程技术研究院在 1992 年建立的广东一方制药，依托广东省第二中医院的科技，系统进行中药配方颗粒的生产工艺、质量标准、临床药效、安全性等研究，这是最早的国家"中药配方颗粒试点生产企业"和第一批国家"中药饮片剂型改革生产基地"。2002—2004 年，共有 6 家中药配方颗粒试点企业通过国家备案审评。

2001 年，中药配方颗粒被纳入中药饮片管理范畴，实行批准文号管理，中药颗粒制剂技术得到了官方认可和规范化管理。

中药配方颗粒是在汤剂基础上发展起来的一种新型中药剂型，它既保持了汤剂吸收快、显效迅速等优点，又克服了汤剂使用前临时煎煮、费时耗能、久置易霉败变质等不足。

中药配方颗粒具有使用方便、用量小且便于携带等诸多优点。而且中药配方颗粒采用药用复合膜进行装袋包装，不易受潮，使中药配方颗粒的质量得到保证，不会出现发霉、虫蛀、变色、变味等现象。

此外，中药配方颗粒在调配时按方取药，调配机自动精准称量，便于核对，避免了人为误差，同时也大大减轻了药房人员的劳动强度。最后，中药配方颗粒的发展有助于提高我国中药产业的国际竞争力。

在中医门诊，笔者曾两次见到有患者对医生开出颗粒制剂有各种不解，一是质疑价格，二是觉得担心开水冲不透，三是药效是否降低，四是会不会比汤剂更苦，这些其实都是很现实的问题。

所以，对于中药配方颗粒如何才能让患者及家属很好地接受，更普遍地推广，从科普的角度，笔者想谈一下自己的看法。

告知是最好的科普

我诚恳地建议，作为一位中医医生，在面对即将要服用配方颗粒的患者及家属的时候，向他们进行如下科普。

①中医科普宣传。应该引导求医的患者及家属选择以道地药材制作中药配方颗粒的中医药机构，因为对药材品质的选择是保障中药配方颗粒质量和疗效的核心关键环节。道地药材，是在特定地域的生态环境中种植、采收的中药材，这些药材由于生长条件优越，往往能够保证品质优良、疗效突出。

②用药指导。应实事求是地介绍和讲解所开出方剂中的药材特色，便于患者更安心服药，这也是广大患者和家属关注的。

③医生有必要向患者及家属说明中药配方颗粒比中药饮片价格要高一些。中药配方颗粒制作过程相对复杂，需要经过提取、浓缩、干燥、制粒等多个环节，因此其价格通常略高于传统中药饮片。提前沟通说明，可以减少患者或家属因价格原因而拒绝取药的情况。

④尽管中药配方颗粒有诸多优点，但当患者及家属询问时，仍需实事求是地讲解：尽管中药配方颗粒保留了药材的有效成分，但与传统煎煮方式相比，传统煎煮方式因在煎煮过程中药材之间可相互作用和发生化学反应，有可能会产生新的物质成分，而中药配方颗粒单味提取工艺无法模拟这一过程，所以部分药效与代煎汤剂或患者煎煮的饮片汤剂可能会存在差异。

中药配方颗粒的科普文章，还需要提醒患者在服用时需要注意的冲服事项。如：

①冲泡时需要用300～500毫升的水，而预混型的中药配方颗粒可用200～250毫升的水进行冲泡。

②使用80～100 ℃的热水冲泡即可，用勺子充分搅拌约1分钟以减少沉淀物，确保中药配方颗粒完全溶解。

还要注意饮食禁忌：

①在服用中药配方颗粒期间，要避免食用辛辣、油腻、生冷和刺激性的食物，如辣椒、生姜、葱、蒜等，因为这些食物有可能影响方剂药效发挥。

②饮食应以营养丰富、清淡为主。

③不可同时食用萝卜或饮用浓茶、酒，这些都可能影响治疗效果。

④避免在服用中药配方颗粒时添加糖或蜂蜜来降低苦味，这也可能会影响方剂药效发挥。

⑤避免将中药配方颗粒存放在潮湿或阳光直射的地方。

本章提示

1. 在您看来，医学科普文章素材的最直接来源是什么？

2. 通过学习，您认为医学科普文章成功的标志是什么？

3. 试着写上一篇，给自家老人用药的时候提个醒。

第七章

医学科普文章欣赏与分析

通常，我们写一本书或者一篇文章时，都要考虑受众，也就是明确读者群，而且针对的目标必须非常明确，否则就可能失力。医生创作的医学科普作品，毫无疑问，它的读者是患者及其家属。所以，医学科普作品的创作应该时时处处是从患者及其家属的角度考虑的。

1. 医疗篇

医疗篇的医学科普即为患者经历治疗过程，将该过程的科技手段以及医学术语以通俗易懂的科普语言表达出来。

范文赏析

关于疾病治疗的医学科普文章的阅读对象是患者及其家属，所以应该是通俗易懂的。

这是一篇 2023 年 7 月 21 日刊登于《安徽商报》的记者汪漪的文章——《安徽首例单孔腹腔镜肝切除手术成功完成》。

医学科普文章是写给患者及其家属的，也就是普通读者的。它首先说出患者的症状和疾病名称，这是典型的以普通读者为第一对象的写作。紧接着它介绍手术成功及手术医院，然后描述该病尚属首例。这种记者通讯报道式的医学科普文章的开头方式，建议医务人员在创作医学科普文章时进行采用。

近日，一例单孔腹腔镜肝切除手术在安徽医科大学第二附属医院肝胆胰外科顺利完成，成功为一名肝脏血管瘤患者切除了直径为 11 厘米的肝左叶海绵状血管瘤，据悉，该种手术在我省尚未见报道。

文章开门见山，直奔主题，短短百余字表达了三重意思。

女子体检时发现 11 公分巨大血管瘤

患者陈女士今年 55 岁，2 个多月前感到腹部明显不适，出现腹部胀痛、消化不良等症状，在体检时发现肝左外叶巨大占位，考虑为肝血管瘤。"当时经常感觉到没有食欲，吃完就特别胀，一点都不消化，有的时候还会犯恶心。"陈女士说道。

为寻求治疗，陈女士来到安医大二附院肝胆胰外科就诊。

这一段的第一对象仍然是普通读者而不是医生，体现了可以广为传播的特质。

经检查，医生发现其体内的肿瘤已有 11 厘米之大。由于患者要求做微创手术治疗，在综合考虑多方因素的前提下，治疗组认为陈女士适合通过单孔腹腔镜技术切除肿瘤。

微小切口手术填补省内技术空白

在认真分析研判病情、征得患者及家属同意后，由该院肝胆胰外科侯辉主刀为陈女士实施了经脐单孔腹腔镜肝切除术，手术全程历时约 1 小时，出血量仅有 10ml。"整个手术过程非常顺利，仅通过脐部一个 3cm 左右的切口，利用特殊的单孔器械完成的。"侯辉告诉记者。术后 3 天，患者顺利出院。

目前，单孔腹腔镜胆囊切除术为常用手术方式，而肝脏由于血供丰富、解剖复杂，曾经一度限制了单孔腹腔镜的应用。近年来，随着手术技术的不断提高及器械的改进，单孔技术逐渐开始应用于复杂的手术。该例单孔腹腔镜肝切除手术的成功实施，填补了省内这项技术的空白。

据了解，与传统腹腔镜手术相比，单孔腹腔镜技术可以通过小切口进行腹腔镜手术，具有创伤小、术后疼痛轻、恢复快、取标本快速及安全等优点，践行了外科手术趋近创伤最小化和康复最快化的理念。

好的医学科普作品，就在于没有行话，将医学术语、名词变成大白话，让普通人看得懂。而实际上常常是，涉及临床医疗的科普文章普通读者根本没法看懂，因为作为医生的作者往往无从回避那些医学术语，这是医生进行医学科普作品创作时必须要过的一关，只有过了这个文字表达上的关口，才能达到医学科研专业文章向医学科普文章创作的过渡。

女性为肝脏血管瘤易发群体

侯辉告诉记者，肝脏血管瘤是常见的肝良性肿瘤病变，发病率为 0.4%～20%，女性为易发人群。绝大多数患者瘤体较小，没有症状，也不需要特殊治疗。极少部分患者会出现右上腹腹胀、腹痛，压迫胃肠道可导致恶心、呕吐、消化不良等非特异性症状，严重者出现自身凝血机制异常等，如出现上述症状，需及时就医治疗。

介绍治疗的文章中，必须不能缺少对该疾病的成因和预防的介绍、对术后患者的建议，以及患者如何就医和复诊等。

侯辉强调，大多数肝血管瘤生长缓慢，甚至停滞生长，肝血管瘤发生自发破裂的风险非常罕见。因此确诊后，只需要定期复查、随诊即可。临床上小的肝血管瘤则需要与肝恶性肿瘤区别，对中年男性合并有乙肝病史者，不要轻易诊断为肝血管瘤，这类患者的肝肿瘤有时候需要积极的手术切除才能确诊，防止漏诊。对巨大肝血管瘤且合并有症状者，手术切除是目前主要的治疗方式。

这是一篇典型疾病治疗类的医学科普文，通篇事理表达顺序很好，如果再加强一点对于手术过程的描写手法，会更加丰富。

2. 病理篇

病理篇为将患者患病的原因、病症的机理以及预防、养生甚至情志疏导等，谋篇布局，形成科普文章。以下是 Monica 诺辉于2023 年 5 月 15 日发布的一篇医学科普文章。

范文赏析

十人九胃，慢性胃炎能养好吗？

爱对了人，每天都是情人节。做对了检查，每个人都有点"病"。比如胃病，十个因胃不舒服去做胃镜的人，八九个都有慢性胃炎。慢性胃炎是怎么得上的？不治能好吗？哪种慢性胃炎需要治疗？

以上表述，堪称医学科普的美文，恰如其分的比喻，既贴切又生动。

如下的小标题也行云流水。慢性胃炎几乎是上班族的常态。所以这样的医学科普文章惠及的读者面会很宽，这也是科普文作者常会选的话题，但是，这样的话题也常常是不讨巧的，因为写的人太多，不容易出新意。

1. 80% 以上成人有慢性胃炎

慢性胃炎分两种：非萎缩性胃炎和萎缩性胃炎。

但是，这里就有点儿问题了，读到这里，可能普通读者会发蒙，什么叫"慢性胃炎"？"非萎缩性胃炎和萎缩性胃炎"又是什么？从读者的角度，读到这里，他已经把自己对号入座为面对医生

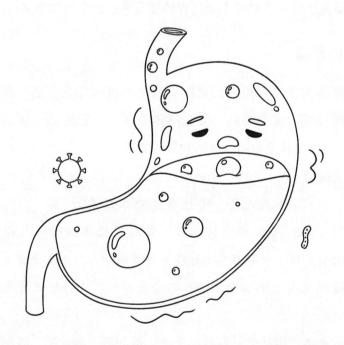

就诊的患者了。所以这个表述顺序应该是：（1）患者的不适症状；（2）医生（作者）对症状的分析；（3）确定的名称。也就是说要先从患者对胃病的直接感觉入手，讲一下非萎缩性胃炎或者萎缩性胃炎患者的不适之处，因为，站在读者和患者的角度，其能够接受的说法首先是"不适感"，比如：饭前和饭后胃酸，甚至"盐酸胃"、饭后隐痛及胃返流等，表述上先从一个患者具体的不适开始，再说导致这种不适的原因，然后引出病症的名称，告诉读者，你这种情况很有可能是因为慢性胃炎，又分为非萎缩性胃炎和萎缩性胃炎。在患者和读者的面前，最重要的永远不是病名，而是不适感怎么治。如果在表述上有以上这样恰当的"过门儿"，那么通篇文章在读者眼里就顺了，思路上就会一目了然，也就真正达到让一个普通的读者"一看就懂"的目的。

如下的表述角度非常好，是普通患者及家属时常会遇到的问题。

通常我们在胃镜报告上看到的"慢性浅表性胃炎"，就是慢性非萎缩性胃炎。

如下的表述，是一篇医学科普文章的骨架，是必备的"论据"，任何一篇科普文章，如果没有这样骨架似的引用，就会力度不足。

根据《中国慢性胃炎共识意见》（2017 年，上海），目前我国基于内镜诊断的慢性胃炎患病率接近 90%。

中国医学科学院肿瘤医院胰胃外科病区主任田艳涛教授在《胃，你好吗》一书中写道：80% 以上的成人都有不同程度的慢性浅表性胃炎。

一项纳入 8892 例慢性胃炎患者的全国多中心研究显示，有症状的人的常见表现依次为：上腹痛（52.9%）、腹胀（48.7%）、餐后饱胀（14.3%）和早饱感（12.7%），近 1/3 的人有 2 个及以上症状共存。

如下表述，是一篇医学科普文章的常态表达，也是最能体现出一位作者水平的，它需要言简意赅、鞭辟入里，甚至好的表达可以使患者读后会对自己的身体说一声"对不起"。

2. 你的胃炎，是怎么得上的？

《中国慢性胃炎共识意见》（2017 年，上海）中明确指出，幽门螺杆菌感染是慢性胃炎最主要的病因。70%～90% 的慢性胃炎患者有幽门螺杆菌感染。《第六次全国幽门螺杆菌感染处理共识报告》显示，感染了幽门螺杆菌的人，几乎都存在慢性活动性胃炎。

还有一种胃病是"精神病"，胃肠道是情绪的一面镜子。

如，愤怒时，体内相当于经历了一次小型"炎症风暴"，导致胃肠道黏膜充血，消化蠕动变慢，出现反酸、嗳气、腹胀、腹痛等症状。忧思抑郁的人也容易出现消化系统疾病，如胃炎、胃溃疡等。

滥用药物也会伤胃。

许多药物会对胃黏膜造成损伤，如布洛芬、阿司匹林等非甾体抗炎药，通过抑制前列腺素的合成起到止痛作用，而前列腺素对胃黏膜有保护作用。皮质类固醇等激素类药物，也常常会导致胃炎、胃溃疡或胃穿孔。

3.慢性浅表性胃炎，什么情况需要治疗？

如下文字更是条理清晰，而且非常通俗和精彩。

慢性浅表性胃炎也分轻重，要不要治疗，分人。

如果你属于没有肿瘤家族史，没有幽门螺杆菌感染，症状又不明显，那基本不需要治疗。

但是，如果你满足以下任意一条，建议及时就医，遵医嘱进行治疗。

症状明显：如反酸、烧心、胃胀等；

有幽门螺杆菌感染；

有消化道肿瘤家族史。

因为如果有这些情况，发展成胃癌的可能性会更大。

从胃炎到胃癌，有一条清晰的套路：浅表性胃炎—萎缩性胃炎—肠化生、异型增生—胃癌。

像如下这样恰如其分的解释，毫无疑问会给全篇增色，而且利于广为流传。

阻断这个链条有一个关键点：及时根除幽门螺杆菌。在浅表性胃炎阶段根除幽门螺杆菌，几乎可以阻断胃癌发生。今年5月，国际顶级期刊 *Gastroenterology*（胃肠病学）公布了一项新研究，对71.6万人为期7年的追踪研究显示，治疗幽门螺杆菌感染，能够降低63%的胃癌风险。

3.康复篇

康复篇，顾名思义，为患者术后或病、伤、残之后，使用科学、合理和有效的手段使已损伤的功能尽快得到恢复和重建的过程，通常包括体能训练、营养改善、心理疏导以及用药方法等一系列与之相适应的办法。

我们经常见到的，多为对亚健康或者健康的人预防疾病侵扰做出的警示。而针对性的康复医学科普的确很少。

范文赏析

内蒙古自治区人民医院康复医学科一位叫王君洁的作者发表于 2022 年 9 月 27 日的文章《秋冬转凉，远离跌倒》，是一篇通俗易懂、简单明了的医学科普文章，这篇文章中，没有出现难懂的医学术语、科技名词，适合初学医学科普文章写作的医务人员借鉴。

昨天降温换了长风衣，下车的时候着急，衣服不知道刮到了哪儿，一个跟跄！

奶奶昨晚上厕所，在卫生间滑倒了，住院说是要手术！

收拾顶柜时身体向后仰了，摔倒在地上！

吃了感冒药，有点迷糊，地上有水滑倒了！

该文章大量使用便于阅读的单句、单行。

以上的场景，你或者你身边的人，是否经历过？

年轻人摔个"大屁股蹲儿"可能没什么，但是中老年人跌倒后受伤的风险大大增加。今天，康复医学科就来讲讲跌倒这件事。

跌倒是一种无计划的向地面或者其他低水平位置降落的现象，伴或不伴有损伤。

反映人体姿势的维持与控制能力，和平衡能力直接相关。

当我们失去平衡时就会发生跌倒。

此处原文配以形象生动的图片。

预防跌倒年年提，秋冬季节需注意

气温降低：运动锻炼减少等

衣服鞋子：衣物增长、增重，棉拖鞋等

天冷饮食：高蛋白、高油脂、高热量，浓茶热饮等

疾病影响：原发病、感冒等其他疾病

药物使用：抗抑郁药、感冒药、镇静药等

周围环境：道路结冰、结霜，拥堵的公交车等

……

到底怎样远离跌倒，尤其在秋冬季节，来一起看看！

1. 保持良好的视力和听力

◎定期进行视力、听力检查，每年至少一次。

◎定期清洗眼镜。

◎如果你佩戴了助听器，确保它状态良好。

◎走路时不要戴双焦点眼镜（老花眼镜）。

◎标记房子里的门槛、楼梯等突起或边缘，预防走路时被绊倒或踩空。

2. 舒适的衣服和鞋类

◎衣服不应该太长，不要触及踝部或者地板。

◎鞋底要防滑，不能太软（不要穿过厚的棉拖鞋）。

◎穿合脚、可以提供好的支撑的鞋，鞋底厚度不超过 2.5cm。

3. 合理使用辅助器具

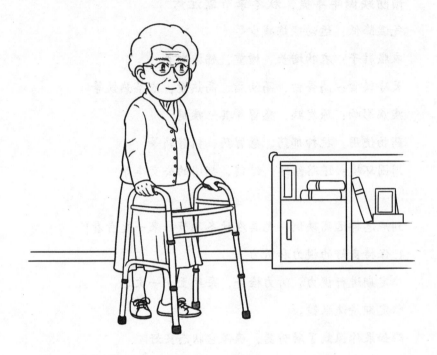

上图体现了图片的威力，省却不少文字，既形象又生动。

4. 合理的体位转换和够取姿势

◎从卧位到坐位或者从坐位到站位应该缓慢进行，站起之后，在行走前先等一会儿。

◎尽量减少长时间卧床和制动。

◎取物时避免大幅度的快速转动。

◎够取高处物品时应减小高度差，梯子、凳子要踩稳慢下。

5. 规律的作息和健康的饮食结构

◎建立如厕规律，定时排便、排尿。

◎减少浓茶、浓咖啡摄入。

◎夜间减少液体摄入。

◎维持良好的二便控制。

6.安全的居家环境

◎保证有充足的灯光，尤其在夜间的时候。

◎电话、灯和开关要在够得到的范围，且没有障碍。

◎杂物要远离过道。

◎去掉地板上的地毯、碎布、垫子等杂物。

◎及时擦干任何溢出物。

7.康复运动锻炼与评估

◎规律的运动：推荐户外活动，老年人应以有氧运动为主，如快走、打太极等。

◎提高平衡能力的训练：单腿方案，闭眼方案，不稳定激活方案等。

◎按需评估。

文末总结非常朗朗上口，易于记诵。

预防跌倒，您需要做到：

保持良好的视力与听力，

安排舒适的衣物和鞋子，

起床上路不能急，

药物使用后要注意。

远离湿滑地面和杂物地，

辅助器具使用要合理，

取物调整对线与高低。

生活作息要规律，

健康饮食把清淡记，

保持二便不出问题。

平衡能力要提高，

康复锻炼强身体。

该篇文章的结构：一是说明导致跌倒的原因，二是阐述这种疾病的病理，三是多种、全面的预防措施，四是康复训练方法，五是适宜康复的家居环境、饮食结构及对康复进程的评估。

4.运动篇

运动篇介绍科学、合理和有效的运动方式及带给人们健康向上、积极乐观的生命状态等益处。尽管关于运动与人体健康的关

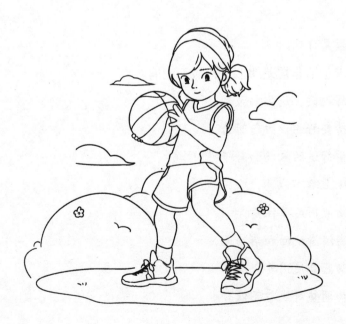

系，有不尽相同的说法，但是，运动可以带给人们健康是不言而喻的。

范文赏析

在我的采访中，钟南山院士有许许多多的健康忠告，比如，下面这一段精彩的"适度运动要点的'三、五、七'分法"。

适度运动的原则是，有氧运动、安全适度、方法简便、持之以恒。有以下几个基本要点。

一是选择合适的运动时间。早上锻炼并不算好。晨间空气质量不好。科学测定证明，下午3点空气质量最好，所以上班族晚练也比较适宜。另外，早晨6～9点，是人一天中血压最高的时间，运动更易引发血压增高，容易引发心脑血管疾病。因此，锻炼最好在下午三四点钟。

二是选择合适的运动项目。一般推荐做有氧运动，即做操、打拳、慢跑等。对中老年人而言最好的就是快走。常速步行30分钟可燃烧132千卡热量，快步走30分钟可燃烧186千卡热量，既可锻炼心肺功能，又能减去过多的脂肪，人们称之为健步走。

三是掌握有效运动量。走路时要抬头挺胸微收腹，不要前弓后仰，不要像逛商店一样慢悠悠地走步，这根本达不到锻炼效果。运动一定要达到有效的运动量方能有效。现在推荐的"三、五、七"分法就十分有效。

"三"就是每次运动坚持在30分钟以上，运动时间不足20分钟，则仅消耗血糖，不会消耗脂肪，达不到加强心肺功能和减脂的效果；"五"是一周不少于5次运动；"七"是指运动后心跳数最好达到170减去本人年龄之数。

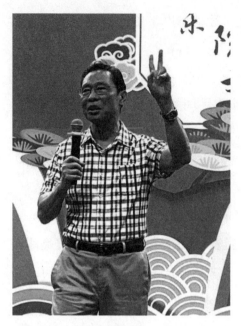

叶依 摄

一般来说，"三、五、七"提示了运动量的标准。目前倡导的徒步旅行，也是一种好的运动方式，既静中有动，又动中有静。

这是一篇钟院士对中老年人运动锻炼提出的建议，钟院士将人体健康归因于五大基石，而适当运动为第四。在他看来，预防疾病的方法应该首选运动，运动项目需要随年龄变化，而且指出：运动比饮食更补钙，年轻人在体育运动中可以激发团队精神。针对不同年龄人群的不同体质，他也提出运动锻炼的禁忌：锻炼时如果觉得有些发热、微微出汗，锻炼后感到轻松舒适才是效果较好的锻炼；相反，如果锻炼后非常疲劳，休息后仍然身体不适、头痛、头昏、胸闷、心悸、食量减少，就说明可能运动量过大，需要减少运动量。

5. 心理篇

心理篇即为对患者进行心理疏导的科普内容，随着文明的进步、社会的发展，人们对心理健康的求医意愿日渐强烈，越来越多的人不再讳疾忌医，而是渴望及时地得以为心灵"解扣儿"。

范文赏析

钟南山院士以现身说法向读者传授自己对心理平衡的观点，老人家一生历经坎坷，却谱写了传奇，逾八十高龄，仍然每天工作量大，节奏快，恐怕连年轻人也会吃不消，他是怎样做到心理平衡的呢？

这里节选一篇颇具科学性和趣味性的好文，题为《心理平衡》，出自钟院士的讲话稿，当时台下的听众被深深吸引，不时响起热烈的掌声。读完这篇有点儿长的医学科普文章，相信您会对医学科普的人文情怀有所思考。

在对健康的影响因素中，心理平衡是最关键的。到现在为止，我还在努力让自己的心理平衡，因为太多外来诱惑也好，刺激也罢，很多时候对我的心态影响也很大。如果这关过了，那么你的生活就会非常好。

有人说，健康的一半是心理健康，疾病的一半是心理疾病，我非常赞成，因为我的人生已经走过了很长的日子，所以我很能体会这个东西。疾病的一半是心理疾病，合理膳食占到25%，适当运动、戒烟限酒占到25%。国外健康学者胡天兰德在《人生长寿法》中说过，一切不利的影响因素中，最能使人短命夭亡的莫过于不良的情绪和恶劣的心境，如忧虑、惧怕、探求、怯懦、嫉妒和憎恨等。

1. 快乐的心情提高工作效率

我觉得自己很容易找到快乐。解决一个疑难病，这个时候我会很开心；我们的研究工作得到了同行的认可，或者是论文发表在一个高水平的杂志上，这个时候，我也非常开心。快乐带给我的是信

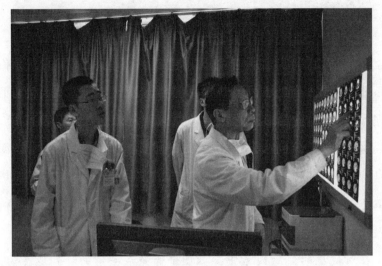

叶依 摄

心和力量，毫无疑问这大大提高了我的工作效率。

谁最快乐？英国前几年做过一个有趣的评审：世界上谁最快乐？8万多个答案，经过评审选出了4个：

（1）作品刚刚完成，吹着口哨欣赏自己作品的艺术家。

（2）正在用沙子筑城堡的儿童。

（3）为婴儿洗澡的妈妈。

（4）千辛万苦开刀后，终于抢救了危重患者生命的外科医生。

我很有感触，在自己喜爱的工作或是事物中享受快乐，这是非常美好的人生体验。在"非典"期间，我经常在第二天早上见到所里的年轻人经过一个晚上的抢救工作，眼睛都熬红了，但是他们还是很开心，因为患者抢救回来了，虽有劳累辛苦，但他们觉得自己的付出有价值，很快乐，很享受。

2.情绪不好，容易患癌

不良情绪和恶劣的心境，容易造成紧张的情绪。我们知道，从生理的角度讲，紧张、焦虑这些因素会作用在我们的大脑皮层，信号回转到下丘脑。下丘脑会作用于垂体，再分泌一些激素作用于肾脏，肾脏可以分泌肾上腺皮质激素及肾上腺素，这两个激素的大量分泌，有时候会对人体起到保护作用，后者可以使心跳加快、呼吸加速和血压增高，在遇到一些紧急情况时会帮助人体全力以赴，比如说一只狗突然冲过来，你紧张起来进行防卫，这其中就有激素的功劳。但反复这样的刺激，大多数情况下是有害的。这两种激素都会通过一个特殊的生理系统引发糖尿病、肥胖、免疫力下降等，这样就会造成很多疾病，人体的抵抗力也会有所下降，容易患上一些肿瘤和心血管疾病。

有人在微博里调侃，我们现在变成最着急、最不耐烦的地球人，什么都赶时间，上网时狂点刷新，寄信是快递，拍照最好是立等可取，坐车最好是高速公路、高速铁路、磁悬浮，坐飞机最好是直航，做事最好是名利双收，创业最好是一夜暴富，结婚最好是有现房现车，排队最好是能插队。整个人处于一种紧张、急躁、浮夸的状态中，这种情绪很容易产生不好的传导机制，身体容易出问题。

科学研究发现，每一个人血液里有90多亿个白细胞，其中50亿是特别能战斗的细胞，人体一天可生成上千个癌细胞，而多数人身上并未生成真正的癌，是因为在我们的身体里面，又有众多自然杀伤细胞（NK细胞）专门负责对付癌细胞，使其在萌芽状态就及时被杀灭，一有肿瘤细胞出现，就有几个NK细胞围着它并将它杀死。

如果一个人的情绪总是处于低潮，如经常很内向、很抑郁，NK 细胞的功能就会被抑制，从而降低了它们的杀伤作用，所以说保持良好的情绪是很重要的。情绪乐观的人，一般来说，对肿瘤的抵抗和免疫力会更好。

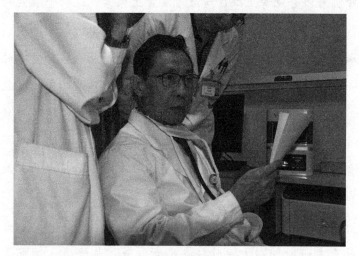

叶依 摄

3. 人生有追求，更容易长寿

要实现心理健康，要学会追求、学会包容、学会忍耐、学会糊涂、学会平衡、学会珍惜、学会感恩、学会生存，等等。每一个人都应该有自己的追求，这对于一个人的健康生活是非常重要的。如果有一个追求的目标，一切为实现这个目标而服务，那么周围一些不愉快的事情也就不以为然了。康德曾经说过，没有目标的生活就像没有罗盘的航行，目标是我们的动力，信念是我们的支柱。

生活有目标，长寿概率高，这是有根据的。根据韩国的资料，有研究包含了 4.3 万名受试者，年龄在 40～90 岁，观察了 7 年。有一组是有明确生活目标，比如说要带大孙子等；另一组是没有明确生活目标的，或者是不确定的。结果经过 7 年，没有明确生活目标的这一群人，心脑血管疾病得病率比有明确目标的多一倍，这个研究结论我是非常相信的，因为在我的周围，我的同学很早就退休了，有的已经退休 20 年了，我观察他们有一些人还在坚持做工作，活得很开心，身体也很好，但是无所事事的人可能身体就不行了。

孔子说："知之者不如好知者，好知者不如乐知者。"我的理解是，知道的人不如喜好的人，喜好的人，不如陶醉于其中的人。就像我们对待一份工作，你愿不愿意做好这一份工作，有三个层面："薪甘情愿""心甘情愿"还是"辛甘情愿"。你属于哪一种？你的工作动力是属于哪一个层次的？假如每一个人对待工作都能够达到"辛甘情愿"的话，那就是最高的境界，这个集体的工作一定会非常出色。

每个人都有人生追求，而且这个人生追求应该是发自内心的。我特别欣赏王国维《人间词话》中的一段话，它代表了人的三个层次追求。第一个层次，"昨夜西风凋碧树，独上高楼，望尽天涯路"；第二个层次，"衣带渐宽终不悔，为伊消得人憔悴"；第三个层次，"众里寻他千百度，蓦然回首，那人却在灯火阑珊处"。我觉得这是一个人追求的境界，我自己也有这样的追求。1971 年我回到广州当住院医生，后来分配出来做慢性支气管炎研究，当时没有人愿意做这个事。就这样，我们建立起呼吸科，1979 年成立研究所，我一直都有追求，就是要做出点事。1993 年呼吸科成为广东省重点学科，1994 年建立了广东省重点实验室，2003 年我们研究所得到了国家、地方政府的重视，2007 年成为国家重点实验室，是中国唯一一个呼吸系统疾病国家重点实验室。我现在快 80 岁了，还想往前追求，希望搞成亚洲呼吸中心，希望搞成高水平的产学研中心，希望活得有意义，也可以活得长一些。

6. 饮食篇

范文赏析

全国肿瘤防治宣传周——如何增加肿瘤患者膳食的"营养素密度"

这同样是一篇暖心的医学科普文章，是解放军总医院第七医学中心政治工作部营养科于仁文营养师 2023 年 4 月 18 号发表于北京的文章。

我们知道，肿瘤患者常常因为放化疗难以进食，家属更是为患者的进食头痛不已，而这样的文章，可以让他们轻松地获得一些指导。

营养素密度是指单位热量的食物中营养素的含量。如果肿瘤患者因治疗或病情变化等原因造成进食量减少，除了要考虑补充相应的营养制剂，还需要调整可以自主进食患者的膳食营养素密度，达到少量进餐也可以摄入足量营养的目的。

什么叫作"营养素密度"？这里应该先有个说法，如营养素密度是指……文章如果不在此处做出说明，就会出现一点儿卡壳的感觉。

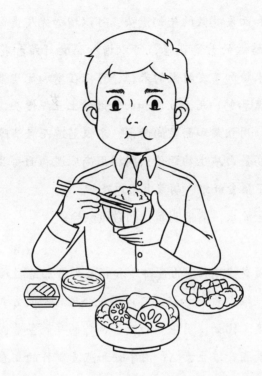

所以说，看似简单的大众科普文章，其实并不简单，它时常是在考验作者的基本功，基本功越扎实，就会越文理通须。

在有限的少量食物中增加膳食营养素密度，主要可以选择主食和奶类作为基础，目的是增加糖类和蛋白质、维生素、矿物质的摄入量。

1. 主食

主食多用面粉或稻米制作，提供碳水化合物、部分矿物质以及少量维生素和膳食纤维。

主食是热量的主要来源，但多数主食中蛋白质、维生素、膳食纤维不足，可以通过改良配方的手段来增加膳食营养素密度。比如，用牛奶和面发酵做的牛奶馒头，可以增加优质蛋白和钙；用紫薯泥和面发酵做的紫薯花卷，可以增加膳食纤维和花青素；用鸡蛋、牛奶和米粉加工发酵做的米糕，可以在增加优质蛋白的同时增加B族维生素和钙；用土豆泥和面粉做的土豆泥馒头，可以增加膳食纤维和钾；用豆浆和面做的面条，不仅筋道而且消除氨基酸的短板效应，提高蛋白质生物效价；同样用南瓜泥和面粉共同和面做的发糕，增加了膳食纤维、胡萝卜素以及钾。

文字行云流水，清晰明澈，如微风徐徐。

2. 奶类

奶类中虽然含有4%的蛋白质和钙及部分脂溶性维生素，但缺乏膳食纤维、维生素C和镁，可以通过合理搭配的方式来增加奶类的营养素密度。比如，用牛奶和鸡蛋制作的牛奶蛋羹，可以增加优质蛋白、卵磷脂、维生素A；用牛奶和燕麦制作的奶香燕麦片，可以缓解乳糖不耐受，增加蛋白质、碳水化合物、膳食纤维和矿物质，也会增加B族维生素；在原味酸奶中添加奇异果、菠萝、杧果等富含维生素C的水果，也可以改善酸奶的口味。

这样的文字让读者有了代入感，仿佛让读者置身厨案前，真正能使读者"一看就懂，一懂就学，一学就会"。

所谓食物多样化的均衡营养膳食，并不是单纯的种类多，同样用面粉做成的花卷、烙饼、馒头和面包都属于一种食物；同样道理，患者吃的炖排骨、炒里脊丝、红烧肉也都是一种食物。其实，简单的食物种属分类有利于营养配餐，可以把四条腿的猪、牛、羊肉都算是畜肉类，两条腿的鸡、鸭、鹅肉都算是禽肉类，鱼、虾都算是水产品，所有的叶菜都属于一类，那么蔬菜的根、茎、叶、花、瓜、茄果、种子类也就好统计和搭配了。除此之外，还有奶类、大豆类、五谷杂粮和薯类、菌藻类食物，都可以选择和巧妙搭配出患者适宜吃和爱吃的品种。

而这一段，讲出了营养搭配的道理，文字平实，却没有半点枯燥感。

推荐食谱：红枣牛奶发糕

原料：面粉300g、牛奶200g、红枣2颗、酵母粉5g。

（1）面粉中放入酵母粉混合，用牛奶和面揉成面团，盖上一个盆子饧发半小时。

（2）彻底饧发后的面团手感比较柔和、切开后气孔均匀。

（3）饧发好的稀面团放入铺了屉布的蒸锅，放上红枣。

（4）蒸锅水烧到开始上汽后才能盖上锅盖，中火蒸20分钟。

（5）关火后停5分钟揭开锅盖即可。

高营养素密度的食物对于老年人、幼儿以及胃肠道术后患者更为友好，可以保证在摄食量减少的情况下摄入更多的能量和必需的营养素。但即便如此，肿瘤患者也应该在主管医生和临床营养师的指导下采用均衡合理的膳食方式，以及必要的肠内营养补充。

最后一个自然段，是作为笔者的叮嘱或者建议，以求科普文章尽量完美，全面服务读者。

7. 养生篇

但凡成功的医学科普文章，文章的架构都会像鱼骨一样清晰明了，文字的表达也会像面对面聊天一样清新自然、声情并茂。

范文赏析

比如下面这篇中国工程院原副院长樊代明院士的讲话稿，于 2021 年 2 月 24 日由《经济参考报》记者王小波和邓婕整理成的报道《研究癌症 40 多年，樊代明院士总结：人体至少有 7 种自然力！》

中国工程院院士、中国抗癌协会理事长樊代明，是我国著名的消化系统疾病专家，擅长消化内科疾病诊断与治疗、消化系统肿瘤诊断与治疗。

樊代明院士表示，"自然力"是人体保证生命健康的、相互联系依存的所有力量和因素的总和，是人与生俱来的，会随着人生命的消长而消长，如果人离开这个世界，就意味着"自然力"全部消失了。

七种"自然力"包括：自主生成力、自相耦合力、自有代谢力、自发修复力、自控平衡力、自我保护力和精神统控力。

这篇科普文章的结构条理清晰得如同说明书，也是一种省脑的科普写作方法，本篇可以堪称"省脑范文"，将七种"力"做如下的总结排序，本文就大功告成。类似于这样的科普文章，均需具备两个要素，一是权威的声音，作者需关注度高，甚至一言九鼎；二是文章深入浅出，指导性强，当然如果再加上群众喜闻乐见，那就是锦上添花了。

这毫无疑问是一篇美文，阅读之时，不禁令人拍案叫绝。樊院士不愧是医学科普大家，如此的一篇科普文章，拉近了科学家与普通百姓之间的距离。

第一种：自主生成力

每个人最初的生命都是妈妈孕育的一个受精卵细胞，这个细胞不断分裂，一分二、二分四，经过约 41 代分裂形成了 50 万亿左右的细胞，由这些细胞最后长成了一个人体，无数个体再经过若干年形成了人类族群。动物也是一样。每一棵大树最初都是一粒小小的种子，种子发芽不断向上生长，甚至能顶开压在上面的大石头，最后长成参天大树，一棵棵参天大树形成了森林。

自主生成力还有一个特点，就是有自组织的功能，能把不同的细胞组织成不同的器官、系统等，最后形成具有各种功能的完整人体，而不是简单地把细胞堆积在一起。

因此，自主生成力值得我们在治疗疾病和养生保健中好好利用。

这样的描述，使读者不仅知道了作为生命的个体我们是怎么来的，更加传达了人文的气息：生命本为一体。

第二种：自相耦合力

人的身体，细胞与细胞之间、器官与器官之间、系统与系统之间是相互协调、相互耦合的。

比如说马拉松运动员在比赛时，要想拿冠军，就要跑得很快，心跳、呼吸等都得同步加快、自相耦合。如果心脏还是保持平时的跳动节奏与力量，甚至不跳了，就会发生猝死。

这样的关于"耦合力"的形象比喻，不仅让读者了解了人的身体结构之间的关系，更加使读者联想到关于人类与社会整体的关系。

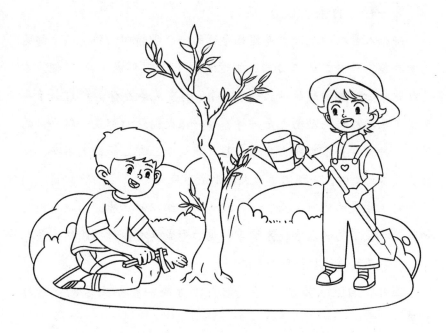

第三种：自有代谢力

人活着，就会不断新陈代谢。比如，水喝多了，可通过汗液、尿液排出来，不然人就成了"水人"。还有，你去年见到的我和今年见到的我，其实不是"同一个人"。

为什么？我每天都在吃饭吸收能量，每时每刻都在呼吸交换氧气，身上的细胞在不断死去，也在不断新生。严格来讲，过了一段时间，我就是一个完完全全的"新人"，包括骨头、骨细胞，都和原来的完全不一样——骨头的存在是破骨细胞和成骨细胞两种细胞平衡的结果。

所以，"一把老骨头"这句话是不完全对的，我们天天都在"翻新"，总是以一个全新身体或状态应对自然环境的挑战，并满足机体的需要。

"我们天天都在'翻新'"，这是多么重要的生命激励。

第四种：自发修复力

人体和其他生命体不一样，哪个部位、器官坏了，在一定限度内，能自发生长修复起来，功能也会有所恢复。比如，皮肤表面有伤口，伤口长到原正常皮肤的程度后不长了；如果继续长就是增生，形成疤痕；再过度增生就可能长成肿瘤。肿瘤是人体自发修复功能不能适度遏制的结果，这在身体表面、身体内部，道理都是一样的。研究表明，百岁男性老人基本上每人都有前列腺癌细胞生成。

如果人身上长了肿瘤，不要害怕，某种程度上说明人体"需要"这个东西。有的肿瘤患者做了切除手术后，生存时间反而不长，而有的患者不做手术反而生存期较长。现代医学也越来越强调"带瘤生存"，不轻易手术、放化疗。这里我说的不是不手术、不治疗，该治疗的，比如，早期在"敌弱我强"时那就要做，但到了晚期在"敌强我弱"时硬做手术、硬做化疗或放疗，可能会得不偿失，因为会损伤患者的自然力。

在这里，我们没有听到一位肿瘤科医生告诉患者如何准备手术，而是给出了一个更加广阔的生命存在的可能，因此说，医学科普文章是有温度的写作，是生命的希望。

第五种：自控平衡力

生命的存在，人的健康，是以总体、大致的平衡为必要前提的。这种平衡，既包括物质的平衡、结构的平衡，也包括功能的平衡等。

一方面，失衡就容易生病，失衡越多、程度越高，病情越重，失衡超过一定限度可能致命；另一方面，健康是高水平的平衡状态，但如果人生病了，人体会从高水平的平衡状态慢慢走向低水平的平衡状态。

因此，真正的健康，是保持高水平的平衡状态。治疗，就是尽可能恢复人体的平衡状态，最好是恢复到高水平的平衡状态。

什么是高水平的平衡状态？什么是低水平的平衡状态？举个例子，高血压、高血糖的治疗。人体内部有升血压、血糖的物质，也有降血压、血糖的物质，人在健康状态下，如果由于一定原因血压、血糖暂时升高，人体会自动分泌降压、降糖的物质，最后血压、血糖恢复正常，反之亦然。高血压、高血糖患者，就是这一过程出了问题，自我平衡调节的功能减弱甚至缺乏。

治疗有两种思路，一是通过相关方法，恢复人体自动平衡的功能，这就是高水平的平衡状态；二是服用药物，人为降压降糖。后一种方法，属于外部介入干预，并未有效恢复人"自控平衡力"，这就是低水平的平衡状态。

人们爱戴樊院士的原因，也是真正的科学家之所以是生命卫士的原因就是，他们永远把生命放在第一位。正如钟南山院士所说，医生看病首先看的是患者，然后才是治病。

第六种：自我保护力

有一种观念认为，人生病，是因为细菌、病毒等这些人体外部不好的东西，进入了人体，其实，人生病时表现出的症状，都是在保护自己。如咳嗽、呕吐、腹泻等，都是人体自我保护的反应。医生应该在此基础上帮助你把不好的东西排出体外，让身体更好、更快恢复健康。

科学研究表明，每个人身上的细菌、病毒，加起来都有2~3斤重。肠道、呼吸道、泌尿生殖道，有"道"就有细菌；口腔、鼻腔，有"腔"就有细菌。我们要学会与生物共生，与微生物共生共赢。所以，自我保护力，不是人类消灭细菌、病毒，而是一种平衡状态下的共生能力。

对于肿瘤的治疗，也是如此。对肿瘤的手术、放化疗等，都是以杀死癌细胞、消灭肿瘤为目的，但通常会影响患者的自然力，所以医生施行治疗时，一定要权衡利弊。

如此娓娓道来，还有谁会讳疾忌医？它可能会让一个拿到癌症报告单的患者重燃希望，放下心灵的羁绊，与疾病和解，从而战胜疾病。

第七种：精神统控力

为什么人人身上都有癌细胞，但有的长成癌，有的不长成癌？为什么癌症患者有人活得长有人活得短？有的患者感染了用抗生素效果不佳，而有的人不用抗生素都可以康复？其中一个重要原因是，有的患者的精神统控力较为强大，能有效增强"自然力"。如果这个力量受到损害，就可能得抑郁症，甚至出现精神方面的问题。

这个关于"统控力"的说法，是多么重要！对于癌症患者及其家属来说，无疑是雪中送炭，让绝望的人重新看到希望。医学科学普及，是人文关怀的播撒，是把爱植入人心，是将普通的不易被领会的医学问题，变为春风化雨的谈心，是将无望之人下滑的脚步，拉回到人间正道。

本章提示

1.通过对医学科普文章创作的学习，面对患者时，和从前相比，您有什么变化吗？

2.对本章的科普范文，您的感想是什么？您还需要哪些补充？

第八章

我们为什么要进行医学科学普及

一 科学普及对科学研究的推动作用

作为医务人员必须懂、写、说医学科普吗？科普对于科学到底有多重要呢？

1. 激发科学兴趣：科学普及通过向公众传播科学知识、科学方法和科学精神，能够激发公众对科学的兴趣，进而引导更多的人关注和参与科学研究。

2. 培养科学素养：科学普及可以提高公众的科学素养，包括科学知识、科学方法和科学思维等方面。这种素养的提高不仅有助于公众更好地理解和应用科学知识，还能够为科学研究提供更广泛的人才基础。

3. 促进科学传播：科学普及是科学传播的重要途径，通过各种形式的科普活动，可以将最新的科学研究成果、科学思想和科学方法传播给公众，促进科学知识的交流和共享。

4. 推动科学研究创新：科学普及能够让更多的人了解科学的最新进展和前沿领域，从而为科学研究提供更多的思路和灵感。同时，公众对科学的关注和参与，也能够为科学研究提供更多的资源和支持。

5. 科学普及与科学发展之间存在着密切的关系：首先，科学普及是科学发展的重要组成部分。科学发展需要广泛的社会支持和参与，而科学普及则是提高公众科学素养、激发公众科学兴趣、培养公众科学思维的重要途径。通过科学普及，可以让更多的人了解科学的发展历程、科学的方法和科学的精神，从而更好地理解和应用

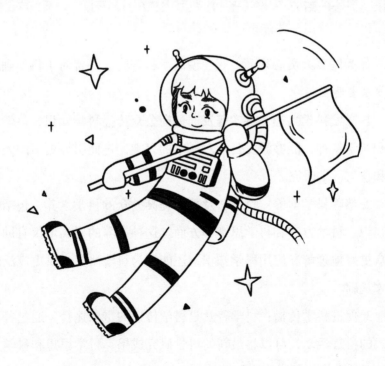

科学知识，推动科学的发展。其次，科学发展也需要科学普及的推动。科学研究需要不断地探索和创新，而科学普及则是将最新的科研成果、科学思想和科学方法传播给公众的重要途径。通过科学普及，可以让公众了解科学的最新进展和前沿领域，为科学研究提供更多的思路和灵感，推动科学研究的创新和发展。最后，科学普及还可以促进科学与社会的互动。科学研究需要与公众进行互动和交流，而科学普及则是实现这种互动和交流的重要途径。通过科学普及，可以让公众了解科学研究的价值和意义，增强公众对科学的信任和支持，促进科学与社会的和谐发展。

我们必须清醒地认识到，科学普及与科学发展之间存在着相互促进、相互依存的关系。只有加强科学普及工作，提高公众的科学素养和科学意识，才能更好地推动科学的发展和创新。同时，科学发展也需要科学普及的推动和支持，只有将科学研究与科学普及相结合，才能实现科学的全面发展和进步。

二 医生在具备了医学科普素养后的表现

1. 更能够理解患者的需求和关注点：具备医学科普素养的医生能够更好地理解患者的需求和关注点，从而提供更加个性化和人性化的医疗服务。他们会更加关注患者的病情、治疗过程和预防措施，以及患者在治疗过程中的感受和体验。

2. 更能够与患者进行有效的沟通：具备医学科普素养的医生能够使用更加通俗易懂的语言向患者解释医学问题，让患者更加容易

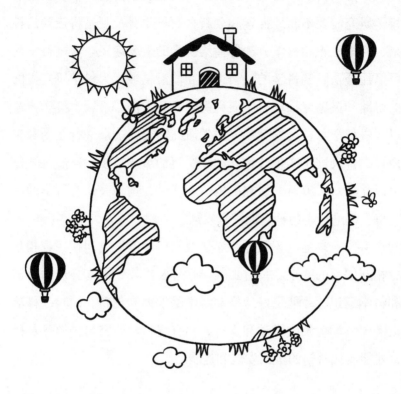

理解和接受。他们还能够更好地与患者进行沟通和交流，了解患者的疑虑和担忧，并给予及时的解答和安慰。

3.更能够提供全面的医学信息和建议：具备医学科普素养的医生能够提供更加全面和准确的医学信息和建议，帮助患者更好地了解自己的病情和治疗方案。他们还能够根据患者的具体情况，提供个性化的预防和保健指导，帮助患者更好地维护身体健康。

4.更能够赢得患者的信任和尊重：具备医学科普素养的医生因

为能够更好地理解患者的需求和关注点、与患者进行有效的沟通、提供全面的医学信息和建议，更容易赢得患者的信任和尊重。这有助于建立良好的医患关系，提高医疗质量和安全性。

5. 更能够保持更新和进步：具备医学科普素养的医生会持续关注医学进展和热点问题，并不断学习和更新自己的医学知识和技能。他们会积极参加相关的学术会议、研讨会和培训课程，以提高自己的专业素养和综合能力。

医生具备了医学科普素养后，会表现出更能够理解患者的需求和关注点、更能够与患者进行有效的沟通、更能够提供全面的医学信息和建议、更能够赢得患者的信任和尊重以及更能够保持更新和进步等特点。这些特点有助于提高医疗质量和安全性，为患者提供更好的医疗服务。

许多国家和地区都致力于医学科普的推广和普及，通过各种形式和渠道传递医学知识和健康信息，提高公众的健康素养和医学认知。

三　医学科普创作在国际

1. 在国际上，一些知名的医学机构、学术团体和专家学者都积极参与医学科普创作，推出了一系列深受读者喜爱的医学科普作品。

例如，美国国立卫生研究院（National Institutes of Health）、美国心脏协会（American Heart Association）、美国癌症协会（American

Cancer Society）等机构以及一些知名医学专家都通过发布指南、科普文章、视频等形式向公众传递医学知识和健康信息。

此外，一些国际性的医学学术期刊和出版物也注重医学科普的推广，通过发表高质量的医学科普作品，提高公众对医学科技和健康问题的认知和理解。例如，《柳叶刀》（*The Lancet*）、《新英格兰医学杂志》（*The New England Journal of Medicine*）、《美国医学会杂志》（*JAMA*）等都设有专门的医学科普栏目，向公众传递权威、准确的医学知识。

在国际互联网上，也有许多知名的医学科普网站和社交媒体平台，如 WebMD、Medscape、丁香医生等，提供大量的医学科普文章、视频、音频等资源，供公众学习和参考。

医学科普创作在国际上具有广泛的影响力和重要性，许多国家和地区都致力于医学科普的推广和普及，通过各种形式和渠道传递医学知识和健康信息，提高公众的健康素养和医学认知。

2. 国际先进国家的医务人员通常会采取多种方式向患者进行医学科普传授。

首先，他们会在诊疗过程中向患者提供相关的医学知识和健康信息。在问诊、检查和诊断过程中，医生会根据患者的病情和需求，向患者解释疾病的起因、症状、治疗方法以及预防措施等。同时，医生还会根据患者的文化背景、语言能力和理解能力，采用适当的表达方式和语言，确保患者能够理解和接受医学科普信息。

医生通常会用科普语言向患者和家属进行讲解，以确保他们能够理解和掌握相关的医学知识和健康信息。这种通俗易懂、简洁明了的讲解方式有助于提高患者和家属的医学素养和健康意识，促进医患之间的沟通和合作。

其次，国际先进国家的医务人员会积极参与科普讲座和医学宣传活动。他们会在医院、社区、学校和公共场所举办各种形式的科普讲座和宣传活动，向公众传递医学知识和健康信息。在这些活动中，医生会通过讲解、演示和互动等方式，向公众普及医学知识，解答大家关心的问题，并提供相关的医学建议和指导。

最后，国际先进国家的医务人员还会利用现代信息技术手段向患者进行医学科普传授。他们可能会使用电子邮件、短信、社交媒体等渠道，向患者发送相关的医学知识和健康信息，或者提供在线咨询和答疑服务。这些方式可以更加便捷地向患者传递医学科普信息，提高传播效率扩大覆盖面。

国际先进国家的医务人员向患者进行医学科普传授的方式多种多样，包括诊疗过程中的讲解、科普讲座和宣传活动、现代信息技术手段的运用等。他们注重患者的需求和接受能力，采用适当的表达方式和语言，确保患者能够理解和掌握医学科普知识。

在国际上，患者可以通过以下途径在第一时间得到医生的医学科普讲解。

就诊时咨询医生：患者在就诊时可以向医生咨询相关的医学知识和健康问题。医生会根据患者的病情和需求，向患者讲解疾病的起因、症状、治疗方法以及预防措施等，并解答患者的疑问和困惑。

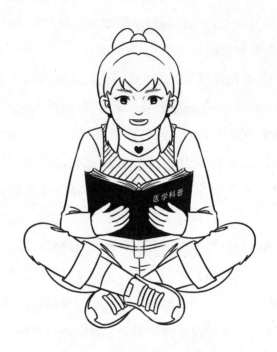

在线咨询平台：国际先进国家的一些医疗机构和医生会在互联网上提供在线咨询平台，患者可以通过这些平台向医生进行咨询和获取医学科普知识。这些平台通常提供实时聊天、邮件、语音等方式，方便患者与医生进行沟通。

电话咨询：患者可以通过电话向医生咨询相关的医学知识和健康问题。一些医疗机构和医生会提供电话咨询服务，患者可以拨打热线电话，与医生进行沟通并获取医学科普讲解。

健康讲座和培训：国际先进国家的一些医疗机构和医生会定期组织健康讲座和培训，向患者和公众介绍各种疾病的知识和预防方法，以及日常保健和健康生活方式。患者可以参加这些讲座和培训，了解相关的医学知识和健康建议。

健康手册和宣传资料：国际先进国家的一些医疗机构和医生会制作健康手册和宣传资料，向患者和公众提供简明扼要的医学知识和健康指导。患者可以通过阅读这些资料或向医生咨询相关问题来获取医学科普知识。

患者可以根据自身情况和需求选择上述的合适的方式进行咨询和获取医学科普知识。

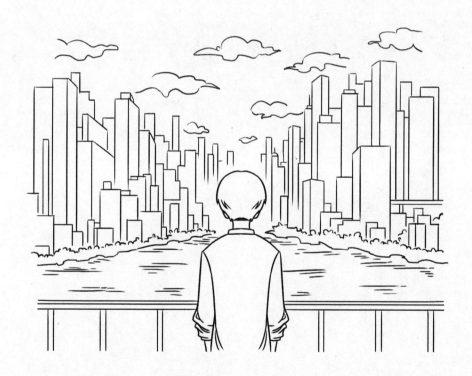

本章提示

　　1. 您是否考虑有一天将自己的医学科普文章在国际上进行交流，并且获奖呢？

　　2. 您还了解哪些国际医学科普交流的情况？

　　3. 在国际上，医学科普是怎样为民众服务的？

阅读——有关科学与生命的名言

1. 当喉咙发干时，会有连大海也可一饮而尽的气概——这便是信仰；一等到喝时，至多只能喝两杯——这才是科学。

——契诃夫

2. 科学要求一切人不是别有用心而是心甘情愿地献出一切，以便领受冷静的知识的沉甸甸的十字勋章这个奖赏。

——赫尔岑

3. 大多数的科学家，对于最高级的形容词和夸张的手法都是深恶痛绝的，伟大的人物一般都是谦虚谨慎的。

——贝弗里奇

4. 科学的唯一目的是减轻人类生存的苦难，科学家应为大多数人着想。

——伽利略

5. 科学的事业就是为人民服务。

——托尔斯泰

6. 科学成就是由一点一滴积累起来的，唯有长期的积聚才能由点滴汇成大海。

——华罗庚

7. 尊重人不应该胜过尊重真理。

——柏拉图

8. 凡有所学，皆成性格。

——培根

9. 科学的基础是健康的身体。

——居里夫人

10. 科学的探讨与研究，其本身就含有至美，其本身给人的愉快就是报酬；所以我在我的工作里面寻得了快乐。

——居里夫人

11. 感谢科学，它不仅使生活充满快乐与欢欣，并且给生活以支柱和自尊心。

——巴甫洛夫

12. 科学不是为了个人荣誉，不是为了私利，而是为人类谋幸福。

——钱三强